专家与您面对面

骨折

主编／刘红旗　尤　蔚

中国医药科技出版社

图书在版编目（CIP）数据

骨折 / 刘红旗，尤蔚主编 . -- 北京：中国医药科技出版社，2016.1

（专家与您面对面）

ISBN 978-7-5067-7692-9

Ⅰ.①骨⋯　Ⅱ.①刘⋯ ②尤⋯　Ⅲ.①骨折 – 防治　Ⅳ.① R683

中国版本图书馆 CIP 数据核字 (2015) 第 148618 号

专家与您面对面——骨折

美术编辑　陈君杞

版式设计　大隐设计

出版　中国医药科技出版社

地址　北京市海淀区文慧园北路甲 22 号

邮编　100082

电话　发行：010-62227427　邮购：010-62236938

网址　www.cmstp.com

规格　880 × 1230mm $^1/_{32}$

印张　3 $^7/_8$

字数　62 千字

版次　2016 年 1 月第 1 版

印次　2016 年 1 月第 1 次印刷

印刷　北京九天众诚印刷有限公司

经销　全国各地新华书店

书号　ISBN 978-7-5067-7692-9

定价　19.80 元

本社图书如存在印装质量问题请与本社联系调换

内容提要

骨折怎么防？怎么治？本书从"未病先防，既病防变"的理念出发，分别从基础知识、发病信号、鉴别诊断、综合治疗、康复调养和预防保健六个方面进行介绍，告诉您关于骨折您需要知道的有多少，您能做的有哪些。

阅读本书，让您在全面了解骨折的基础上，能正确应对骨折的"防"与"治"。本书适合骨折患者及家属阅读参考，凡患者或家属可能存在的疑问，都能找到解答，带着问题找答案，犹如专家与您面对面。

专家与您面对面

丛书编委会（按姓氏笔画排序）

前言

"健康是福"已经是人尽皆知的道理。有了健康，才有事业，才有未来，才有幸福；失去健康，就失去一切。那么什么是健康？健康包含三个方面的内容，身体好，没有疾病，即生理健康；心理平衡，始终保持良好的心理状态，即心理健康；个人和社会相协调，即社会适应能力强。健康不应以治病为本，因为治病花钱受罪，事倍功半，是下策。健康应以养生预防为本，省钱省力，事半功倍，乃是上策。

然而，污染的空气、恶化的水源、生活的压力等等，来自现实社会对健康的威胁却越来越令人担忧。没病之前，不知道如何保养，一旦患病，又不知道如何就医。基于这种现状，我们从"未病先防，既病防变"的理念出发，邀请众多医学专家编写了这套丛书。丛书本着一切为了健康的目标，遵循科学性、权威性、实用性、普及性的原则，简明扼要地介绍了100种疾病。旨在提高全民族的健康与身体素质，消除医学知识的不对等，把健康知识送到每一个家庭，帮助大家实现身心健康的理想。本套丛书的章节结构如下。

第一章 疾病扫盲——若想健康身体好，基础知识须知道；

第二章 发病信号——疾病总会露马脚，练就慧眼早明了；

第三章 诊断须知——确诊病症下对药，必要检查不可少；

第四章 治疗疾病——合理用药很重要，综合治疗效果好；

第五章 康复调养——三分治疗七分养，自我保健恢复早；

第六章 预防保健——运动饮食习惯好，远离疾病活到老。

按照以上结构，作者根据在临床工作中的实践体会，和就诊时患者经常提出的一些问题，对100种常见疾病做了系统的介绍，内容丰富，深入浅出，通俗易懂。通过阅读，能使读者在自己的努力下，进行自我保健，以增强体质，减少疾病；一旦患病，以利尽早发现，及时治疗，早日康复，将疾病带来的损害降至最低限度。一书在手，犹如请了一位与您面对面交谈的专家，可以随时为您答疑解惑。丛书不仅适合患者阅读，也适用于健康人群预防保健参考所需。限于水平与时间，不足之处在所难免，望广大读者批评、指正。

编者

2015 年 10 月

目录

第3章　诊断须知
——确诊病症下对药，必要检查不可少

第4章　治疗疾病
——合理用药很重要，综合治疗效果好

第5章　康复调养
——三分治疗七分养，自我保健恢复早

第6章　**预防保健**
——运动饮食习惯好，远离疾病活到老

第 1 章

疾病扫盲

若想健康身体好，基础知识须知道

什么是骨折

骨折即骨的完整性和连续性中断。

骨折的成因有几种

骨折可由创伤和骨骼疾病所致，后者称为病理性骨折。

（1）直接暴力。暴力直接作用使受伤部位发生骨折，常伴有不同程度软组织损伤。

（2）间接暴力。暴力通过传导、杠杆、旋转和肌收缩使肢体远处发生骨折。

（3）积累性劳损。长期、反复、轻微的直接或间接损伤可致使肢体某一特定部位骨折。

骨折的分类

（1）根据骨折处皮肤、黏膜的完整性分类如下。

①闭合性骨折。骨折处皮肤或黏膜完整，骨折端不与外界相通。

②开放性骨折。骨折处皮肤或黏膜破裂，骨折端与外界相通。

（2）根据骨折的程度和形态分类如下。

①不完全骨折。骨的完整性和连续性部分中断，按其形态又可分为如下 2 种。

裂缝骨折：骨质发生裂隙，无移位。

青枝骨折：多见于儿童，骨质和骨膜部分断裂，可有成角畸形。有时成角畸形不明显，仅表现为骨皮质劈裂，与青嫩树枝被折断时相似而得名。

②完全骨折。骨的完整性和连续性全部中断，按骨折线的方向及其形态可分为如下 8 种。

横形骨折：骨折线与骨干纵轴接近垂直。

斜形骨折：骨折线与骨干纵轴成一定角度。

螺旋形骨折：骨折线呈螺旋状。

粉碎性骨折：骨质碎裂成三块以上。

嵌插骨折：骨折片相互嵌插，多见于干骺端骨折。

压缩性骨折：骨质因压缩而变形，多见于松质骨。

凹陷性骨折：骨折片局部下陷。

骨骺分离：经过骨骺的骨折，骨骺的断面可带有数量不等的骨组织。

（3）根据骨折端稳定程度分类如下。

①稳定性骨折。骨折断不易移位或复位后不易再发生移位者。

②不稳定性骨折。骨折端易移位或复位后易再移位者。

骨折段的移位有几种

大多数骨折段均有不同程度的移位，常见有以下5种。

（1）成角移位两骨折段的纵轴线交叉成角，以其顶角的方向为准有向前、后、内、外成角。

（2）侧方移位以近侧骨折段为准，远侧骨折段向前、后、内、外的侧方移位。

（3）缩短移位两骨折段相互重叠或嵌插，使其缩短。

（4）分离移位两骨折段在纵轴上相互分离，形成间隙。

（5）旋转移位远侧骨折段围绕骨之纵轴旋转。

造成各种不同移位的影响因素为：外界暴力的性质，大小和作用方向；肌肉的牵拉，不同骨折部位，由于肌肉起止点不同，肌肉牵拉造成不同方向移位；骨折远侧段肢体重量的牵拉，可致骨折分离移位；不恰当的搬运和治疗。

肥胖病对儿童的骨骼发育有什么影响

儿童的骨、软骨关节处于成长发育时期，非常脆弱。超重对儿童的骨骼系统是一种沉重的负担，对于肥胖的儿童来说，他们几乎是以儿童的骨骼承担着成人的重量。

骨龄是判断骨骼生长发育情况的一个指标，正常儿童的骨龄与其生活年龄基本一致，而在肥胖儿童，其骨龄却超过实际年龄。另外，肥胖儿童的骨密度、骨皮质厚度也高于非肥胖的同龄儿童。这些都说明肥胖儿童的骨发育较正常儿童提前。然而，其最终身高却等于或低于非肥胖儿童。

尽管肥胖儿童的骨骼发育有所提前，但面对过重的身体重量，仍然是难以承受的。过重的重量引起髋关节疼痛、扁平足、膝盖骨疼痛、弓形腿畸形、脊椎前移甚至股骨头脱位，后者可引起疼痛、活动受限、甚至骨坏死。上述情况都会限制肥胖儿童的活动，而活动减少则会进一步加重肥胖。

骨骼长期处于负担过重的状态，不仅使他们在儿童时期就易于出现各种骨骼疾病，而且在他们成年之后，发生骨关节炎和骨折的机会也大大增加。因此，从近期和远期两方面来说，肥胖病对骨骼发育的影响都不容忽视。

什么是疲劳性骨折

疲劳骨折也叫应力性骨折，因常见于军队新兵长途行军中，故又叫行军骨折。骨的某些相对纤细部位或骨结构形态变化大的部位都易产生应力集中，当受到长时间的反复轻微伤力后，首先发生骨小梁骨折，并随即进行修复。但如果在修复过程中继续受到外力的作用，使修复障碍，骨吸收增加，就可能因骨吸收大于骨修复而导致完全骨折。

其主要临床表现为：损伤部位出现逐渐加重的疼痛，这种疼痛在训练中或训练结束时尤为明显；体检有局部压痛及轻度骨性隆起，但无反常活动，少数可见局部软组织肿胀；X线摄片在出现症状的1～2周内常无明显异常，3～4周后可见一横形骨折线，周围有骨痂形成，病程长者，骨折周围骨痂有增多趋向，但骨折线更为清晰，且骨折端有增白、硬化征象。因此，当临床疑有疲劳骨折，而X线检查又是阴性时，其早期诊断方法是进行放射性核素骨显像。

疲劳骨折治疗方法与暴力骨折相同。由于骨折多无移位，故仅需局部牢固的外固定和正确的康复功能锻炼，应注意的是，就诊较晚的疲劳骨折，因断端已有硬化现象，骨折愈合较为困难。具体建议如下。

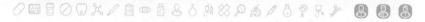

（1）忌吃燥热和不新鲜的食物。

（2）药物特别忌吃激素药。

（3）饮食上注意营养丰富，均衡全面，适当补充维生素 D 和钙的摄入。

（4）锻炼时要根据自己体质掌握好运动量和运动要领，充分做好准备活动。

（5）注意锻炼方法，循序渐进。

（6）平时注意休息，不宜过多的活动和弯曲关节。

（7）从事高难度运动前最好接受运动医疗咨询，学习一些运动生理卫生常识。

（8）准备好运动时穿着服装，穿弹性运动鞋，避免在过硬场地进行跑跳运动。

骨折愈合过程的3个阶段

（1）血肿机化演进期。

（2）原始骨痂形成期。

（3）骨痂改造塑型期。

多种骨生长因子与骨折愈合有关，其中骨形态发生蛋白（BMP）

有较强的跨种诱导成骨活性（即诱导未分化的间充质细胞分化形成软骨或骨，其作用无种属特异性）和骨损伤修复作用。

骨折的临床愈合标准

（1）局部无压痛及纵向叩击痛。

（2）局部无异常活动。

（3）X线片显示骨折处有连续性骨痂，骨折线已模糊。

（4）拆除外固定后，如为上肢能向前平举1kg重物持续达1分钟；如为下肢不扶拐能在平地上连续步行3分钟，并不少于30步；连续观察2周骨折处不变形。

影响骨折愈合的因素

（1）全身因素

①年龄。不同年龄骨折愈合差异很大，如新生儿股骨骨折2周可达坚固愈合，成人股骨骨折一般需3个月左右。

②健康状况。健康状况欠佳，特别是患有慢性消耗性病者，骨

折愈合时间明显延长。

（2）局部因素

①骨折的类型和数量。螺旋形和斜形骨折，骨折断面接触面大，愈合较快。横形骨折断面接触面小，愈合较慢。多发性骨折或一骨多段骨折，愈合较慢。

②骨折部位的血液供应。这是影响骨折愈合的重要因素，骨折的部位不同，骨折段的血液供应状况也不同，一般有以下四种情况。

两骨折段血液供应均良好，多见于干骺端骨折。血液供应丰富，骨折愈合快。

一骨折段血液供应较差，如胫骨干中、下1/3骨折，滋养动脉断裂，骨折愈合较慢。

两骨折段血液供应均差，如胫骨中、上段和中、下段两处同时发生骨折。

骨折段完全丧失血液供应。如股骨颈囊内骨折，容易发生缺血性坏死。

③软组织损伤程度。严重的软组织损伤影响骨折的愈合。

④软组织嵌入。若有肌、肌腱等组织嵌入两骨折端之间，影响骨折的复位，阻碍两骨折端的对合及接触，骨折难以愈合甚至不愈合。

⑤感染。开放性骨折，局部感染可导致化脓性骨髓炎，严重影

响骨折愈合。

（3）治疗方法的影响

①反复多次的手法复位，可损伤局部软组织和骨外膜，不利于骨折愈合。

②切开复位时，软组织和骨膜剥离过多影响骨折段血供，可能导致骨折延迟愈合或不愈合。

③开放性骨折清创时，过多地摘除碎骨片，造成骨质缺损，影响骨折愈合。

④骨折行持续骨牵引治疗时，牵引力过大，可造成骨折段分离，并可因血管痉挛而致局部血液供应不足，导致骨折延迟愈合或不愈合。

⑤骨折固定不牢固，骨折处仍受到剪力和旋转力的影响，干扰骨痂生长，不利于骨折愈合。

⑥过早和不恰当的功能锻炼，可能妨碍骨折部位的固定，影响骨折愈合。

什么是骨折的复位标准

（1）解剖复位。骨折段通过复位，恢复了正常的解剖关系，对位（两骨折端的接触面）和对线（两骨折段在纵轴上的关系）完全良好时，称解剖复位。

（2）功能复位。经复位后，两骨折段虽未恢复至正常的解剖关系，但在骨折愈合后对肢体功能无明显影响者，称功能复位。功能复位的标准如下。

①骨折部位的旋转移位、分离移位必须完全矫正。

②缩短移位，在成人下肢骨折不超过1cm；儿童若无骨骺损伤，下肢缩短在2cm以内，在生长发育过程中可自行矫正。

③成角移位，下肢骨折轻微地向前或向后成角，与关节活动方向一致，日后可在骨痂改造期内自行矫正。向侧方成角移位，与关节活动方向垂直，日后不能矫正，必须完全复位。否则关节内、外侧负重不平衡，易引起创伤性关节炎。上肢骨折要求也不一致，肱骨干稍有畸形，对功能影响不大；前臂双骨折则要求对位、对线均好，否则影响前臂旋转功能。

④长骨干横形骨折，骨折端对位至少达1/3左右，干骺端骨折至少应对位3/4左右。

👤 什么是骨折的固定

（1）外固定。主要用于骨折经手法复位后的患者，也有些经切开复位内固定术后，需加用外固定者。

①小夹板固定。四肢闭合性冠状骨折，但股骨骨折因大腿肌牵拉力强大，需结合持续骨牵引；四肢开放性骨折，刨口小，经处理创口已愈合者；四肢陈旧性骨折，仍适合于手法复位者。

②石膏绷带固定。开放性骨折清创缝合术后，创口愈合之前不宜使用小夹板固定者；某些部位的骨折，小夹板难以固定者，如脊柱骨折；某些骨折切开复位内固定术后，如股骨骨折髓内钉或钢板螺丝钉固定术后，作为辅助性外固定；畸形矫正后矫形位置的维持和骨关节手术后的固定，如腕关节融合术后；化脓性关节炎和骨髓炎患肢的固定。

③外展架固定。肱骨骨折合并桡神经损伤或肱骨干骨折手法复位，小夹板固定；肿胀严重的上肢闭合性骨折和严重的上臂和前臂开放性损伤；臂丛神经牵拉伤；肩胛骨骨折；肩、肘关节化脓性关节炎或关节结核。

④皮肤牵引和骨牵引。颈椎骨折脱位—枕颌布托牵引和颅骨牵引；股骨骨折—大腿皮肤牵引或胫骨结节骨牵引；胫骨开放性骨折—跟骨牵引；开放性骨折合并感染；复位困难的肱骨髁上骨折—尺骨鹰嘴牵引。

持续牵引的方法和牵引重量应根据患者的年龄、性别、肌肉发

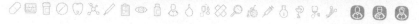

达程度、软组织损伤情况和骨折的部位来选择。如股骨干闭合性骨折，胫骨结节骨牵引，其牵引重量一般为体重的1/7 ~ 1/8。

⑤外固定器适用于开放性骨折，闭合性骨折伴广泛软组织损伤，骨折合并感染和骨折不愈合，截骨矫形和关节融合术后。

（2）内固定主要用于切开复位后，采用金属内固定物，如接骨板、螺丝钉、髓内钉和加压钢板等将骨折段于解剖复位的位置予以固定。

什么是骨折的功能锻炼

（1）早期阶段。骨折后1 ~ 2周内，此期功能锻炼的目的是促进患肢血液循环，消除肿胀，防止肌萎缩。功能锻炼应以患肢肌主动舒缩活动为主。原则上，骨折上、下关节暂不活动。

（2）中期阶段。即骨折2周以后，骨折处已有纤维连接，日趋稳定，此时应开始进行骨折上、下关节活动，以防肌萎缩和关节僵硬。

（3）晚期阶段。骨折已达临床愈合标准，外固定已拆除，此时是功能锻炼的关键时期。

什么是骨折延迟愈合

骨折经治疗，超过一般愈合所需时间，骨折断端仍未出现骨折连接，称骨折延迟愈合。X线片显示骨折端骨痂少，轻度脱钙，骨折线仍明显，但无骨硬化变现。

什么是骨折不愈合

骨折经过治疗，超过一般愈合时间，且经再度延长治疗时间，仍达不到骨性愈合。X线片显示为骨折端骨痂少，骨端分离，两断端萎缩光滑，骨髓腔被致密硬化的骨质所封闭。临床上骨折处有假关节活动，称为骨折不愈合或骨不连接。骨折不愈合，不可能再通过延长治疗时间而达到愈合，而需切除硬化骨，打通骨髓腔，修复骨缺损。

什么是骨折畸形愈合

即骨折愈合的位置未达到功能复位的要求，存在成角、旋转或重叠。

什么是骨筋膜室综合征

骨筋膜室综合征即由骨、骨间膜、肌间隔和深筋膜形成的骨筋膜室内的肌和神经因急性缺血而产生的一系列早期症状和体征。最常发生于前臂掌侧和小腿。由于缺血的病因、程度和范围不同，引起不同的病损，如沃尔克曼缺血性肌挛缩、濒临缺血性肌挛缩、挤压综合征及运动性缺血症等。

骨筋膜室综合征是由于骨筋膜室内压力增高所致，常见的原因如下。

（1）骨筋膜室容积骤减

①敷料包扎过紧。四肢损伤或骨折后，绷带、石膏、小夹板等在包扎时可能不紧，但在创伤性水肿继续发展的情况下，早期不紧的包扎，以后可以变得过紧而形成压迫。若早期包扎已经较紧，则更易发生本征。

②严重的局部压迫。例如在地震中肢体长时间被重物挤压，又如昏迷患者的肢体长时间被压在身下等。

（2）骨筋膜室室内内容物体积骤增

①缺血后水肿。任何原因的肌缺血，都将使肌内的毛细血管内膜通透性增加，发生严重水肿，使室内肌的体积和组织压剧增，发

生缺血—水肿恶性循环。

②损伤。软组织严重挫伤、挤压伤和二、三度烧伤等，可因损伤性炎性反应和广泛毛细血管损伤，直接或间接使室内的肌肉发生严重水肿。

③小腿的激烈运动。激烈的体育运动和过于疲劳的长途步行，都可发生小腿的急性或慢性骨筋膜室综合征。

④出血。骨筋膜室内的大血肿，一般不易发生本征，但若有凝血机制障碍或严重骨折移位，尤其在小腿和前臂，也可发生本综合征。

骨筋膜室综合征的早期临床表现以局部为主。只在肌肉缺血较久，已发生广泛坏死时，才出现全身症状，如体温升高、脉率增快、血压下降，白细胞计数增多，血沉加快，尿中出现肌球蛋白等。

（1）疼痛。创伤后肢体持续性剧烈疼痛，且进行性加剧，为本征最早期的症状。是骨筋膜室内神经受压和缺血的重要表现。神经组织对缺血最敏感，感觉纤维出现症状最早，必须对此予以足够重视，及时诊断和处理。至晚期，当缺血严重，神经功能丧失后，感觉即消失。再无疼痛。

（2）指或趾呈屈曲状态，肌力减弱。被动牵伸指或趾时，可引起剧烈疼痛，为肌肉缺血的早期表现。

（3）患室表面皮肤略红，温度稍高，肿胀，有严重压痛，触诊

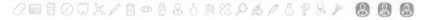

可感到室内张力增高。

（4）远侧脉搏和毛细血管充盈时间正常。但应特别注意，骨筋膜室内组织压上升到一定程度：前臂8.66kPa（65mmHg）、小腿7.33kPa（55mmHg），就能使供给肌肉血运的小动脉关闭，但此压力远远低于患者的收缩血压，因此还不足以影响肢体主要动脉的血流。此时，远侧动脉搏动虽然存在，指、趾毛细血管充盈时间仍属正常，肌已发生缺血，所以肢体远侧动脉搏动存在并不是安全的指标，应结合其他临床表现进行观察分析，协助诊断。以上症状和体征并非固定不变。若不及时处理，缺血将继续加重，发展为缺血性肌挛缩和坏疽，症状和体征也将随之改变。为了加深印象，将缺血性肌挛缩的五个主要临床表现列下，并可记成5个P字。

①由疼痛转为无痛（painless）。

②苍白（pallor）或发绀、大理石花纹等。

③感觉异常（paresthesia）。

④肌瘫痪（paralysis）。

⑤无脉（pulselessness）。

骨筋膜室综合征一经确诊，应立即切开筋膜减压。早期彻底切开筋膜减压是防止肌肉和神经发生缺血性坏死的唯一有效方法。切开的皮肤一般多因张力过大而不能缝合。可用凡士林纱布松松填塞，外用无菌敷料包好，待消肿后行延期缝合，或应用游离皮片移植闭合伤口。切不可勉强缝合皮肤，失去切开减压的作用。

　　局部切开减压后，血循环获得改善，大量坏死组织的毒素进入血液循环，应积极防治失水、酸中毒、高血钾症、肾功能衰竭、心律不齐、休克等严重并发症，必要时还得行截肢术以抢救生命。

第 2 章

发病信号

疾病总会露马脚，练就慧眼早明了

🩺 骨折的全身表现

大多数骨折一般只引起局部症状，严重骨折和多发性骨折可导致全身反应。

（1）休克。骨折所致的休克主要原因是出血，特别是骨盆骨折、股骨骨折和多发性骨折。严重的开放性骨折或并发重要内脏器官损伤时亦可导致休克。

（2）发热。骨折后一般体温正常，出血量较大的骨折，血肿吸收时可出现低热。开放性骨折，出现高热时，应考虑感染的可能。

🩺 骨折的局部表现

（1）骨折的一般表现 为局部疼痛、肿胀和功能障碍。

（2）骨折的特有体征有畸形、异常活动、骨擦音或骨擦感。

①畸形。骨折段移位可使患肢外形发生改变，主要表现为缩短、成角或旋转畸形。

②异常活动。正常情况下肢体不能活动的部位，骨折后出现不正常的活动。

③骨擦音或骨擦感。骨折后，两骨折端相互摩擦时，可产生骨

擦音或骨擦感。具有以上三个骨折特有体征之一者，即可诊断为骨折。有些骨折如裂缝骨折和嵌插骨折，可不出现上述三个典型的骨折特有体征，应常规进行 X 线拍片检查，以便确诊。

骨折的早期并发症有哪些

（1）休克

严重创伤，骨折引起大出血和重要器官损伤所致。

（2）脂肪栓塞综合征

由于骨折处髓腔内血肿张力过大，骨髓被破坏，脂肪滴进入破裂的静脉窦内，可引起肺、脑脂肪栓塞。

（3）重要内脏器官损伤

①肝、脾破裂。

②肺损伤。

③膀胱和尿道损伤。

④直肠损伤。

（4）重要周围组织损伤

①重要血管损伤。常见的有股骨髁上骨折，远侧骨折端可致腘动脉损伤；胫骨上段骨折的胫前和胫后动脉损伤；伸直型肱骨髁上

骨折，近侧骨折端易造成肱动脉损伤。

②周围神经损伤。特别是在神经与其骨紧密相邻的部位，如肱骨中、下 1/3 交界处骨折极易损伤紧贴肱骨行走的桡神经；腓骨颈骨折易至腓总神经损伤。

③脊髓损伤。为脊柱骨折和脱位的严重并发症，多见于脊柱颈段和胸腰段，出现损伤平面以下的截瘫。

（5）骨筋膜室综合征

即由骨、骨间膜、肌间隔和深筋膜形成的骨筋膜室内肌肉和神经因急性缺血而产生的一系列早期综合征。最多见于前臂掌侧和小腿。根据其缺血的不同程度而导致：濒临缺血性肌挛缩；缺血性肌挛缩；坏疽。如有大量毒素进入血循环，还可致休克、心律不齐和急性肾衰竭。

🧑‍⚕️ 骨折的晚期并发症有哪些

骨折的晚期并发症主要有：坠积性肺炎；褥疮；下肢深静脉血栓形成；感染；损伤性骨化；创伤性关节炎；关节僵硬；急性骨萎缩；缺血性骨坏死；缺血性肌挛缩。

锁骨骨折的临床表现

症状：肿胀、瘀斑，肩关节活动使疼痛加重。患者常用健手托住肘部，头部向患侧倾斜。

体征：可扪及骨折端，有局限性压痛，有骨擦感。

肱骨干骨折的临床表现

肱骨外科颈下 1 ~ 2cm 至肱骨髁上 2cm 段的骨折称为肱骨干骨折。在肱骨干中下 1/3 段后外侧有桡神经沟，此处骨折容易发生桡神经损伤。

在三角肌止点以上的骨折，近折端受胸大肌、背阔肌、大圆肌的牵拉而向内、向前移位，远折端因三角肌、喙肱肌、肱二头肌、肱三头肌的牵拉而向外、向近端移位。

在三角肌止点以下的骨折，近折端受三角肌的牵拉而向外、向前移位，远折端因肱二头肌、肱三头肌的牵拉而向近端移位。X 线片可确定骨折类型和移位方向。若合并桡神经损伤，可出现垂腕，各手指掌指关节不能背伸，拇指不能伸，前臂旋后障碍，手背桡侧皮肤感觉减退或消失。

肱骨髁上骨折的临床表现

肱骨髁上骨折是指肱骨干与肱骨髁的交界处发生的骨折。肱骨干轴线与肱骨髁轴线之间有 30° ~ 50° 的前倾角,这是容易发生肱骨髁上骨折的解剖因素。

在肱骨髁内、前方有肱动脉、正中神经经过。在神经血管束的浅面有坚韧的肱二头肌腱膜,后方为肱骨,一旦发生骨折,神经血管容易受到损伤。在肱骨髁的内侧有尺神经,外侧有桡神经,均可因肱骨髁上骨折的侧方移位而受到损伤。

肱骨髁上骨折多发生于 10 岁以下儿童,肱骨髁上骨折复位时,桡侧或尺侧移位未得到纠正,或合并了骨骺损伤,骨折愈合后,可出现肘内外翻畸形。

前臂双骨折的临床表现

尺桡骨之间由坚韧的骨间膜相连,由于尺骨和桡骨均有一定的弯曲幅度,使尺、桡骨之间宽度不一致,最宽处为 1.5 ~ 2cm。前臂处于中立位时,骨间膜最紧张,处于旋转位时较松弛。

骨间膜的纤维方向呈由尺侧下方斜向桡侧上方,当单一尺骨或桡骨骨折时，暴力可由骨间膜传导到另一骨干，引起不同平面的双骨折，或发生一侧骨干骨折，另一骨的上端或下端脱位。

（1）直接暴力导致尺桡骨同一平面的横行或粉碎型骨折。

（2）间接暴力跌倒时手掌着地，一般发生桡骨高位、尺骨低位斜形骨折。

（3）扭转暴力跌倒时手掌着地，同时前臂发生旋转，多为高位尺骨、低位桡骨骨折。

（4）孟氏骨折尺骨上 1/3 骨干骨折合并桡骨小头脱位。

（5）盖氏骨折桡骨干下 1/3 骨折合并尺骨小头脱位。

股骨颈骨折的临床表现

股骨颈的长轴线与股骨干纵轴线之间形成颈干角，平均 127°。儿童的颈干角大于成年人。在重力传导时，力线并不沿股骨颈中心线传导，而是沿股骨小转子、股骨颈下沿传导，因此形成骨皮质增厚部分。

若颈干角大于 127° 为髋外翻，小于 127° 为髋内翻。从矢状面上观察，股骨颈的长轴线与股骨干的纵轴线也不在同一平面上，股骨颈有向前的 12° ~ 15° 角，称为前倾角。

髋关节的关节囊较大，从各个方向包绕髋臼、股骨头和股骨颈。在关节囊包绕的部分没有骨膜；在髋关节的后、外、下方则没有关节囊包绕。关节囊的前上方有髂股韧带，在后、上、内方有坐股韧带，是髋关节的稳定结构。

成人股骨头的血运来源：股骨头圆韧带内的小凹动脉，提供股骨头凹部的血液循环；股骨干滋养动脉升支，沿股骨颈进入股骨头；旋股内、外侧动脉的分支，是股骨头、颈的重要营养动脉。旋股内侧动脉发自股深动脉，在股骨颈基底部关节囊滑膜反折处，分为骺外侧动脉、干骺端上侧动脉和干骺端下侧动脉进入股骨头。骺外侧动脉供应股骨头 2/3 ～ 4/5 区域的血液循环，是股骨头最主要的供血来源。旋股内侧动脉损伤是导致股骨头缺血坏死的主要原因。

股骨颈骨折分类如下。

（1）按股骨颈骨折线部位分类，头下骨折、经颈骨折和基底骨折。

（2）按 X 线表现分类，内收骨折（Pauwells 角 >50°）和外展骨折（Pauwells 角 <30°）。

（3）按移位程度分类，不完全骨折和完全骨折（无移位、部分移位、完全移位）。

中、老年人有摔倒受伤史，患髋疼痛，下肢活动受限，不能站立和行走。检查患肢出现外旋畸形，一般 45°～ 60°，可出现局部压痛和纵向叩击痛。患肢短缩，Bryant 三角底边缩短，大转子超过 Nelaton 线之上。X 线片可明确骨折的部位、类型、移位情况，是选择治疗方法的重要依据。

骨盆骨折的临床表现

骨盆骨折是男性常见疾病，大多数均合并后尿道损伤。其病因多由车祸、塌方、房屋倒塌、强烈的肌肉收缩或直接暴力。骨盆骨折的并发症较多，如损伤髂内外动脉或静脉、形成腹膜后血肿、膀胱损伤、直肠损伤、神经损伤，由于损伤程度不同，造成男子性功能障碍。

若为轻度损伤，出现小便淋漓不尽，伴有血尿、尿痛、小腹疼痛不适，可插入导尿管，自行修复尿道，正确认识，一般对性功能影响不大；若为重度损伤，患者排尿困难，尿潴留，全身出现休克等症状，急行手术引流尿液，3 个月后再修补尿道。据报道，尿道修补后发生阳痿者高达 20% ~ 30%，一般认为较严重损伤不要急行手术修复尿道，以减少对骨盆损伤的干扰，待损伤局部血肿吸收，组织破坏修复后再行尿道修补手术为宜，可大大降低阳痿的发病率。因此，一旦发生骨折，尽量减少并发症，避免生殖器官损伤。

第 3 章

诊断须知

确诊病症下对药，必要检查不可少

外伤后怎么知道是否发生骨折

受到外伤后，患者常会感到在受伤的部位有肿胀、疼痛或不敢活动的情况，有些患者在损伤的部位出现了和未损伤的部位不一样的畸形，如"脚歪了"或"腿偏斜"了，或在伤腿活动时事能听到骨错动的响声，临床称之为"骨擦音"，有这样的情况时就能较肯定的说是发生了骨折。如果没有上面说的两种情况，但是损伤的肢体不敢用力，特别是下肢不敢踩地，也应高度怀疑是否有无错位的裂缝骨折，尤其是在儿童。老年人的髋部发生骨折，最典型的是所谓"髋骨轴骨折"（股骨颈骨折），有人甚至到医院就诊时，主诉的是膝关节疼痛，还能跛行走路，医生一定会检查是否有髋部骨折，尤其是股骨颈骨折。如果早期未注意，而作为一般性的扭伤处理，骨折若发生错位就给治疗带来困难，患者也会十分痛苦。

你对X线了解有多少

1895 年 11 月 8 日傍晚，德国科学家伦琴新发现一种尚未为人所知的新射线，便取名为 X 射线。另外他还发现 X 射线还可以穿透肌肉显示出骨骼的轮廓。第一张具有历史意义的照片是他夫人手骨的照片，手指骨骼和结婚戒指在底片上清晰可见。1895年12月28日伦琴向维尔茨堡物理医学学会递交了一篇关于X射线的论文《一种新射线——初步报告》。这报告轰动了整个新闻界，几天后就传遍了全世界。X线从一发现就被用于医学检查。在计算机技术和射线探测器件飞速发展的今天，X线影像检查设备日新月异。计算机断层摄影（CT）、计算机X射线摄影（CR）、直接数字射线摄影（DR）、数字减影（DSA）介入手术治疗及检查等等都已成为医生临床诊断及治疗离不开的有效手段。

就像药物治疗会有副作用一样，接受X线检查时，被X线照射的组织器官细胞也会受到一定程度的伤害，但这种损伤没有立竿见影的自我感觉。如果损伤轻微，致病的可能性就很小；如果射线损伤较重，就会导致致死性癌症或遗传性疾病的发生。事实证明：任何生物在X线的大剂量长时间照射下最后都会死亡。人体各种组织器官对射线损伤的敏感程度不一样，其敏感程度由大到小的排序如下：胚胎、性腺、乳腺、眼晶体、甲状腺、肝、肾、脑、肌肉。

国际辐射防护委员（ICRP）研究证实，辐射致癌及遗传性疾患是剂量线性无阈的，也就是说受照射越多，患致死性癌症及遗传性疾患的可能性越大。ICRP提出，辐射防护应遵循三项原则：使用辐射正当化、防护最优化和个人剂量限值。我国采纳了ICRP的建议，并由主管部门制定了一系列辐射防护规章、标准，以保障职业人员、受检者和公众的放射卫生安全。国家卫生部在 2002 年 1 月 3 日发布了《国家放射工作卫生防护管理办法》。其中明确规定："（用放射射线）对患者和受检者进行诊断、治疗时，应当按照操作规程，严格控制受照剂量，对临近照射的敏感器官和组织应当进行屏蔽防护。对孕妇和儿童进行医疗照射时，应当告知对健康的影响。"卫生部在《医用 X 线诊断防护安全操作要求》中还明确规定，对人体敏感部位和组织（如性腺、甲状腺、乳腺等）应采取适当屏蔽保护。

拍片和透视是最常用、最基本的检查手段。拍胸片患者上身越裸越好，以免内衣扣、胸罩钩、项链等挡住病变部位。给婴幼儿检查时，最难的是固定婴儿的体位，家长千万别舍不得孩子啼哭而不让捆绑固定，否则你的宝宝将受到不必要的全身照射，你也得陪着接受一次 X 线伤害。非检查部位，特别是射线敏感器官应尽量远离照射野，例如拍上（手）、下肢（足）片时，将手臂、腿伸直，甲状腺、乳房、性腺远离照射野。这些都是患者应该主动配合的。透视的时候你可以医生尽量采用脉冲式曝光，这样医生自然知道你懂的防护，也会更加标准的进行操作了。

CT 的实质也是利用 X 线成像，CT 扫描对人体的损伤比拍片要高出 100 多倍，做一次 CT 全身扫描体检，会使受检者辐射致癌的危险性增加约8%。但是很少有人一次要求对全身进行扫描检查。如果你是做头部CT检查时，你可以要求医生用防护服挡住你的脖子（甲状腺）到大腿的中上部（性腺）。另外你最好要把眼睛闭上。这就是最简单有效的自我保护。

在医院如果你因为乳腺疾病而被要求乳腺摄影时，你可以拒绝。截止到2004年底，没有一个经济发达国家的主管部门批准计算机X线（CR）乳腺摄影用于临床诊断，更不能用于乳腺癌普查。因为在医院的首选检查是超声检查。作为常识，大家应该知道，超声和磁共振检查是对人体没有任何损伤的。至少现在的科学还没有发现。

放射科医生有义务告诉患者，患者也有权利知道，X线检查的利与弊、有无其他可替代的方法，在征得患者的同意后再开单检查，尤其是对孕妇、婴幼儿患者，更应慎重。一般孕妇如果接受了5葛瑞（一种单位）的X射线暴射量，相当于照20张腹部X光片或2次的骨盆计算机断层，此种剂量下将来胎儿导演的机会将增加40%。但是实际上几乎没有医院这样做。患者也应该拒绝一切不正当的X线检查。

总之，X线用于医学检查应依法、科学和规范。辐射致癌是随机事件，致癌的危险度是大量人群发病事件的统计结果。在使用科学和规范的情况下，拍摄一次胸片，患者致癌的可能性仅为十万分之一，甚至更低，所以患者不要谈射线色变。

骨折的X线检查

凡疑为骨折者应常规进行X线拍片检查。有些轻微的裂缝骨折，急诊拍片未见明显骨折线，如临床症状较明显者，应于伤后2周拍片复查。此时，骨折端的吸收常可出现骨折线。

第 4 章

治疗疾病
合理用药很重要，综合治疗效果好

🫂 骨折的复位方法有哪些

（1）手法复位。大多数骨折均可采用手法复位的方法矫正其移位。进行手法复位时，其手法必须轻柔，并应争取一次复位成功。手法复位的步骤如下。

①解除疼痛。可用局部麻醉、神经阻滞麻醉或全身麻醉，后者多用于儿童。

②肌松弛位。麻醉后，将患肢各关节置于肌松弛位，以减少肌肉对骨折段的牵拉力。

③对准方向。骨折复位时，是将远侧骨折段对准近侧骨折段所指的方向。

④拔伸牵引。在对抗牵引下，于患肢远端，沿其纵轴牵引，矫正骨折移位。

术者用两手触摸骨折部位，根据 X 线片所显示的骨折类型和移位情况，分别采用反折、回旋、端提、捺正和分骨、扳正等手法予以复位。

（2）切开复位。切开复位的指征主要有：骨折端之间有肌和肌腱等软组织嵌入，手法复位失败者；关节内骨折，手法复位后对位不良，将影响关节功能者；手法复位未能达到功能复位的标准，将严重影响患肢功能者；骨折并发主要血管、神经损伤，修复血管、神经的同时，宜行骨折切开复位；多处骨折，为便于护理和治疗，防止并发症，可选择适当的部位行切开复位。

切开复位的优缺点。切开复位的最大优点是可使骨折达到解剖复位。有效的内固定，可使患者提前下床活动，减少肌萎缩或关节僵硬。还能方便护理，减少并发症。缺点主要有：可能引起骨折延迟愈合或不愈合；增加局部软组织损伤的程度，易于发生感染；所用的内固定器材不当，术中可能发生困难或影响固定效果，可发生无菌性炎症，内固定器材的拔除，大多需再一次手术。

骨折、脱位外固定须知

（1）骨折整复外固定后，未固定的关节应适当活动，促进血液循环与消肿。

（2）夹板或石膏外固定后不能自行拆除，并应保持干燥、清洁。

（3）患肢应尽量抬高于心脏水平之上，帮助血液回流，防止进一步肿胀。

（4）患肢外固定后，如手指、足趾出现剧痛、麻木、冰凉、色泽苍白、发暗发紫等现象，请速回我院或到就近医院就诊。

（5）骨折后饮食宜清淡，忌辛辣、燥热、肥腻饮食、骨折早期（两周内）不宜进食骨头汤、老火汤，且不宜吃钙片。

（6）患肢严禁负重（如下肢禁行走、上肢禁拎物），须在医生的指导下进行功能锻炼。

岁数大能做手术吗

七八十岁的老人，摔倒后发生髋部骨折了，患者疼痛难忍，家属也万分着急。医生经常会提到需要手术治疗，但是这么大岁数，手术能行吗？

高龄患者多合并心脑血管疾病，手术的风险肯定会比年轻人大。

但是，不手术就没有风险吗？当然不是，大家都知道生命在于运动，老人也不例外。髋部骨折以后，局部的疼痛会让患者异常痛苦，甚至咳嗽都会加重疼痛；不能翻身、下地，只能长期卧床。更严重的是，卧床以后会出现各种麻烦，包括疼痛加重高血压和心脏病、不习惯躺在床上排便导致便秘和尿路感染、臀部受压导致褥疮、肢体不能活动导致静脉血栓、不能咳痰导致肺炎、食欲减退导致营养不良等等，最后如同多米诺骨牌被推倒一样，麻烦越来越多，甚至导致死亡。国内外的文献都已经证实，髋部骨折的非手术治疗死亡率远高于手术治疗。

我们手术治疗的 80 岁以上（甚至 90 多岁的患者），他们在受伤后都惧怕手术，但是疼痛的折磨让他们做出决定"死在手术台上都要做"。实际上，手术后第 2 天，他们髋部就不疼了，吃喝拉撒的问题就解决了。

同时，需要说明的是，老年人发生骨折后，不单纯是要求处理一个骨科问题，还需要医生关注患者的全身情况，必要时请相关科室的医生会诊处理合并的内科疾病，这样才能提高治疗的成功率。

股骨粗隆间骨折的治疗

老年人摔跤后，如果摔到了髋关节（俗称大跨），很容易出现股骨粗隆间骨折，也叫股骨转子间骨折。股骨近端有大粗隆（也叫大转子）和小粗隆（也叫小转子），骨折发生在两者之间的就叫股骨粗隆间骨折或叫股骨转子间骨折。

股骨粗隆间骨折的诊断有以下几方面内容：有外伤史；髋关节不能踩地；患髋外旋短缩畸形；患髋一般会有瘀青，压痛阳性；通常情况是，老人摔倒后，没法站起来走路，疼痛难忍。

如果出现了以上的情况，强烈建议您带老人去医院就诊，拍 X

线片，了解其髋关节情况，明确诊断。

股骨粗隆间骨折的治疗原则是：能耐受手术的话尽量做手术，将骨折固定后，缓解疼痛，可以早期坐起来、可以下地活动，避免卧床并发症（好多老年人因为骨折去世多是因为：骨折的并发症——肺部感染、泌尿系感染、褥疮、下肢静脉血栓等）。

手术选择多选用闭合复位内固定，稳定骨折可以使用 DHS 固定，不稳定骨折需要使用髓内钉固定，对于严重的粉碎骨折可以行髋关节置换治疗。

科技和工业的进步，使的医生手术中操作简单快捷，很快就可以完成手术，且可以做微创。

🧑‍⚕️ 治疗高龄老人股骨颈骨折有个"黄金期"

人们总是以为"胯骨轴"折了（医学上叫作股骨颈骨折）不是严重的骨折，"离心脏远着"呢！其实不然，股骨颈骨折是高龄老人的致死性疾病，有经验的骨科医生常常把高龄老人的股骨颈骨折称作"临终骨折"。

治疗股骨颈骨折的方法最好是手术。但是令人遗憾的是，在我国很多人都惧怕手术，尤其是对于老年人更是如此。认为老年人已经是风烛残年，做手术的风险太大了，认为卧床休息、保守治疗是最安全的，生怕手术会要了老人的命。其实，这是一个严重的错误。恰恰相反，现代医学已经证明：对于老年人股骨颈骨折的采取保守治疗防范才是最危险的。因为，老年人股骨颈骨折几乎没有愈合的可能；老年人很难度过长期卧床关。

相当一部分老人和家属不了解高龄老人长期卧床的风险，担心老人经不起手术的打击，错过了最佳的手术时机。等到老人出现了许多并发症以后才打听到有人工关节置换的方法，但却为时已晚。因为这时老人已经不能安全地接受手术了。在临床工作中，像这样错过了最佳手术时机，几个月后撒手人寰的例子比比皆是，令人心痛。老年人股骨颈骨折的最佳治疗是人工髋关节置换。这个手术的技术非常成熟，创伤很小、风险并不是很大，效果很好。做这种手术可以在一个小时之内完成，出血还不到200ml，术后2～3天就可以下地活动，术后对生活质量几乎没有任何影响。但是最好在受伤以后的72小时接受手术。

为什么说一定要在72小时内手术呢？因为一般情况下，伤后72小时之内，除了骨折伤以外，老人的全身状况还没有发生质的变化，这时手术的风险是最低的。但是当高龄老人在卧床72小时后，创伤以后的身体就会像蹦极一样，迅速走向崩溃，很快会出现各种危及生命的并发症。这是因为股骨颈骨折虽然创伤不大，但是却直接导致了患者必须被动长期卧床。而高龄老人，一旦长期卧床将迅速出现心肺功能的代谢障碍、褥疮、肺炎、泌尿系感染、血栓等一系列继发性疾病，其中任何一个继发病都可以夺取老人的生命！因此，治疗高龄老人股骨颈骨折最好的方法是在 72 小时之内进行人工关节置换术。

不是所有的骨折都需要手术

骨折之后需不需要手术，这是个很难简单回答的问题。大多数骨折之后，为了得到一个好的治疗效果，少留后遗症。不少患者认为手术恢复得快，恢复得好。其实，一些骨折可能对功能影响不大，骨折通过必要的保守治疗，能够获得很好的治疗效果，可以不要手术。从另一个角度来看，如果骨折的创伤还不如手术的创伤大，大可不比选择手术治疗。如果一个好的医生既有手术治疗的经验，又有保守治疗的经验，那么患者碰到这样的医生是患者的幸运。有的医院的医生过度的强调手术，笔者多次看到手术之后患者功能还不如保守治疗的效果好，那么还不如选择保守一点治疗。经常跟患者说的一句话，"如果这个骨折在我身上，我是不会去选择手术的。"

相信中西医结合能够治好这样的骨折。当然，有些骨折虽然表面上看并不严重，例如老年人脊柱骨质疏松性骨折，像许多人骨折之后还在自由行动，只是感觉腰背痛，或者咳嗽时腰背痛，翻身，改变体位时腰背痛，有的甚至不去医院就诊，这种骨折是隐匿的，骨折之后会留下驼背，影响心肺功能等严重后遗症，这种骨折则需要及时的治疗。

骨折治疗的手术时机

骨折的手术治疗时机对于患者的预后密切相关。不恰当的时间进行骨折手术治疗，轻则产生骨折局部并发症，重则导致全身"二次打击"产生严重后果甚至死亡。如何选择手术时机，要重视患者全身状况及骨折局部软组织情况的判断。

如果患者为多发伤或合并某些严重损伤，特别是出现血流动力学不稳定等情况时，急诊骨折内固定是不合适的，应首先进行损伤控制手术及复苏，待 7 ~ 14 天后全身状况稳定后再进行骨折的最终治疗。损伤控制的核心是临时固定，止血和清创。比如对于骨盆损伤的患者，损伤控制应输液输血，急诊行骨盆 C 形钳外固定，必要时行骨盆填塞及动脉栓塞止血，同时行清创术。之后转入 ICU 复苏，

7 ～ 14天才是骨折最终治疗的合适时间窗。

如果患者全身情况稳定，那么对于骨折的治疗时机选择主要基于局部软组织损伤的情况。

如局部软组织尚未肿胀严重，应尽早手术，早期锻炼及避免卧床相关并发症。及应赶在软组织肿胀之前手术治疗。

如果局部软组织肿胀严重或严重损伤，则应遵循局部损伤控制原则，待消肿后再行手术治疗。否则，手术易出现切口难以闭合或切口坏死，感染率增加等严重并发症。

骨折的治疗原则

骨折的治疗有三大原则，即复位、固定和功能锻炼治疗。

（1）复位。将移位的骨折段恢复正常或近乎正常的解剖关系，重建骨的支架作用。它是治疗骨折的首要步骤，也是骨折固定和康复治疗的基础。早期正确的复位，是骨折愈合过程顺利进行的必要条件。

（2）固定。即将骨折维持在复位后的位置，使其在良好对位情况下达到牢固愈合，是骨折愈合的关键。

（3）功能锻炼治疗。即康复治疗，在不影响固定的情况下，尽快地恢复患肢肌、肌腱、韧带、关节囊等软组织的舒缩活动。早期合理的功能锻炼，可促进患肢血液循环，消除肿胀；减少肌萎缩、保持肌肉力量；防止骨质疏松、关节僵硬和促进骨折愈合，是恢复患肢功能的重要保证。

🩺 开放性骨折的处理原则

开放性骨折即骨折部位皮肤和黏膜破裂，骨折与外界相通。其最大危险是由于创口被污染，大量细菌侵入，并在局部迅速繁殖，导致骨感染，可分为三度。

第一度：皮肤由骨折端自内向外刺破，软组织损伤轻。

第二度：皮肤割裂或压碎，皮下组织与肌组织中度损伤。

第三度：广泛的皮肤、皮下组织与肌肉严重损伤，常合并血管、神经损伤。

开放性骨折的处理原则是及时正确地处理创口，尽可能地防止感染，力争将开放骨折转化为闭合性骨折。

开放性关节损伤处理原则与开放性骨折基本相同，治疗的主要目的是防止关节感染和恢复关节功能。损伤程度不同、处理方法和术后效果亦不同，一般可分为以下三度。

第一度：锐器刺破关节囊，创口较小，关节软骨和骨骼无损伤。

此类损伤无须打开关节。创口清创缝合后，可在关节内注入抗生素，予以适当固定 3 周，开始功能锻炼。

第二度：软组织损伤较广泛，关节软骨及骨骼部分破坏，创口内有异物。应扩大关节囊切口，用大量生理盐水反复冲洗，彻底清除关节内的异物、血肿和小的碎骨片。大的骨片应予复位，并尽量保持关节软骨面的完整，关节囊和韧带应尽量保留、修复。必要时用关节抗生素灌洗引流。

第三度：软组织毁损，韧带断裂，关节软骨和骨骼严重损伤，创口内有异物，可合并关节脱位及血管、神经损伤等。经彻底清创后敞开创口，无菌敷料湿敷，3～5 天后可行延期缝合。亦可彻底清创后，大面积软组织缺损用显微外科组织移植。

锁骨骨折的治疗

无移位骨折或儿童青枝骨折可不作特殊治疗。仅用三角巾悬吊患肢 3～6 周即开始活动。

有移位的中段骨折，采用手法复位，横行 8 字绷带固定。复位固定后严密观察双侧上肢血循环及感觉运动功能。

切开复位指征：患者不能耐受 8 字绷带固定的痛苦；复位后再

移位，影响外观；合并神经血管损伤；开放性骨折；陈旧骨折不愈合；锁骨外端骨折，合并喙锁韧带。

肱骨外科颈骨折的诊治

肱骨外科颈为肱骨大结节、小结节移行为肱骨干的交界部位，是松质骨和密质骨的交界处，位于解剖颈下 2 ~ 3cm，有臂丛神经、腋血管在内侧经过，因此骨折可合并神经血管损伤。

（1）无移位骨折。一是裂缝骨折，二是嵌插骨折。不需进行手法复位，用三角巾悬吊上肢 3 ~ 4 周即可开始进行功能锻炼。

（2）外展型骨折。骨折近端呈内收位，肱骨大结节与肩峰的间隙增宽，肱骨头旋转；远折端肱骨的外侧骨皮质插入远端髓腔，成外展位成角畸形；也可能远折端向内上移位而呈重叠移位。治疗主要采用手法复位、外固定方法治疗。

（3）内收型骨折。上臂呈内收位畸形，常可扪及骨折断端。X线片可见骨折远折端位于肱骨头的外侧，大结节与肩峰的间隙变小，肱骨头有旋转，可产生向前、外方的成角畸形或侧方移位。治疗主要采用手法复位、外固定方法治疗。

（4）粉碎型骨折。对于严重粉碎型骨折，若患者年龄过大，全身情况很差，可用三角巾悬吊，任其自然愈合。

手术治疗先用松质骨螺钉固定近折端骨折块，使外科颈骨折复位，再用 T 型钢板固定，或用张力带钢丝固定。术中注意修复肩袖，术后 4 ~ 6 周开始肩关节活动。

对青壮年的严重粉碎骨折，估计切开复位难以内固定时，可作尺骨鹰嘴外展位牵引，附以手法复位，小夹板固定。6 ~ 8 周后去牵引，继续用小夹板固定，并开始肩关节活动。

肱骨干骨折的治疗原则

大多数肱骨干横行或短斜形骨折可采用非手术方法治疗。

切开复位的手术指征：反复手法复位失败，骨折端对位对线不良，估计愈合后影响功能；骨折有分离移位或骨折端有软组织嵌入；合并神经血管损伤；陈旧骨折不愈合；影响功能的畸形愈合；同一肢体有多发骨折；8 ~ 12 小时以内的污染不重的开放骨折。

肱骨髁上骨折的治疗原则

（1）伸直型肱骨髁上骨折。近折端向前下移位，远折端向上移位，但肘后三角关系正常。此骨折容易造成肱动脉损伤，出现前臂骨筋膜室综合征，导致前臂缺血性肌挛缩。受伤时间短，局部肿胀轻，没有血循环障碍者，可进行手法复位外固定。

手术治疗的适应证包括：手法复位失败；小的开放伤口，污染不重；有神经血管损伤。

无论手法复位外固定，还是切开复位内固定，术后应严密观察肢体血循环及手的感觉、运动功能。抬高患肢，早期进行手指及腕关节屈伸活动，有利于减轻水肿。4～6周后即可开始肘关节屈伸活动；手术切开复位内固定稳定的患者，术后2周即可开始肘关节活动。

（2）屈曲型肱骨髁上骨折。近折端向后下移位，远折端向前移位，骨折线呈前上斜向后下的斜形骨折。可刺破皮肤形成开放骨折，少有合并神经血管损伤。

前臂双骨折的治疗原则

保守治疗手法复位，外固定。注意防止骨间膜室综合征的发生。

手术指征：手法复位失败；受伤时间短、伤口污染不重的开放性骨折；合并神经、血管、肌腱损伤；同侧肢体有多发性损伤。

桡骨下端骨折的临床表现与治疗

桡骨下端骨折是指距桡骨下端关节面3cm以内的骨折。桡骨下端关节面呈由背侧向掌侧、由桡侧向尺侧的凹面，分别形成掌倾角和尺倾角。

多为间接暴力引起。根据受伤机制不同，可发生伸直型骨折、屈曲型骨折、关节面骨折伴腕关节脱位。

（1）伸直型骨折（Colles骨折）。多为腕关节处于背伸位、手掌着地、前臂旋前时受伤。伤后局部疼痛、肿胀，可出现典型畸形姿势，即侧面看呈"银叉"畸形，正面看呈"枪刺样"畸形。检查局部压痛明显，腕关节活动受限。X线片可见骨折远端向桡、背侧移位，近端向掌侧移位。可同时伴有下尺桡关节脱位。治疗以手法复位外固定为主，极少需要手术治疗。

（2）屈曲型骨折（Smith骨折或反Colles骨折）。少见，常由于跌倒时，腕关节屈曲，手背着地受伤引起。近折端向背侧移位，远折端向掌侧、桡侧移位，与伸直型骨折移位相反。主要采用手法复位外固定，与伸展型相反。

（3）桡骨远端关节面骨折伴腕关节脱位（Barton骨折）。这是桡骨远端骨折的一种特殊类型，X线片可与上述两种骨折区别，以手法复位外固定为主。

髋关节脱位的诊治

按股骨头脱位的方向可分为前、后和中心脱位，以后脱位最为常见，占全部脱位的85%～90%。

（1）髋关节前脱位的分类、临床表现及治疗。

①分类闭孔下、髂骨下与耻骨下脱位。

②临床表现与诊断。有强大暴力所致外伤史；患肢呈外展、外旋和屈曲畸形；腹股沟处肿胀，可以摸到股骨头；X线片可以了解脱位方向。

③治疗复位以Allis法最常用。固定和功能锻炼方法同髋关节后脱位。

（2）髋关节后脱位的分类、临床表现及治疗。

①髋关节后脱位的分类按有无合并骨折可以分为5型。

单纯性髋关节后脱位，无骨折，或只有小片骨片；髋关节后缘有单块大骨折片；髋臼后缘有粉碎性骨折，骨折块可大可小；髋臼缘及壁亦有骨折；合并有股骨头骨折。

②临床表现与诊断。明显外伤史；明显的疼痛，髋关节不能活动；

肢缩短，髋关节呈屈曲、内收、内旋畸形；以在臀部摸到突出的股骨头，大粗隆上移明显；部分病例有坐骨神经损伤表现；X线检查，了解脱位情况及有无骨折。

③治疗。

第1型的治疗：复位宜早，最初24～48小时是复位的黄金时期，最好尽可能在24小时内复位完毕。常用的复位方法Allis法，即提拉法。复位后，用绷带将双踝暂时捆在一起，于髋关节伸直位下将患者搬运到床上，患肢作皮肤牵引或穿丁字鞋2～3周。不必石膏固定。需卧床休息4周。卧床期间作股四头肌收缩动作。2～3周后开始活动关节。4周后扶双拐下地活动。3个月后可完全负重。

第2～5型的治疗：考虑到合并关节内骨折，日后产生创伤性关节炎的机会明显增多，因此主张早期切开复位与内固定。

（3）髋关节中心脱位的分类、临床表现及治疗。

①分类。髋关节中心脱位可分为下列各型。单纯性髋臼内侧壁骨折（耻骨部分），股骨头脱出于骨盆腔内可轻可重；后壁有骨折（坐骨部分），股骨头向后方脱出可有可无；髋臼顶部有骨折（髂骨部分）；爆破型骨折，髋臼全部受累。

②临床表现与诊断。强大暴力外伤病史；后腹膜间隙内出血甚多，可以出现出血性休克；伤处肿胀、疼痛、活动障碍；大腿上段外侧

方往往有大血肿；肢体短缩情况取决于股骨头内陷的程度；合并有腹腔内脏损伤的并不少见；X线检查可以了解伤情，CT检查可以对髋臼骨折有三维概念的了解。

③治疗。髋关节中心脱位可以有低血容量性休克及合并腹部内脏损伤，必须及时处理。

第1型的治疗：轻度股骨头内陷，髋臼骨折不重的可不必复位，需卧床休息10～12周，作短期皮肤牵引以缓解症状。内移明显者，需用骨牵引复位，一般牵引4～6周。3个月后方能负重。

髋臼骨折复位不良者，股骨头不能复位者，同侧有股骨骨折者都需切开复位，用螺丝钉或特殊钢板作内固定。

第2～4型的治疗：这类损伤髋臼损毁明显，治疗比较困难。一般主张切开复位和合适的内固定。第4型病例，髋臼损毁严重往往发生创伤性骨关节炎，必要时可施行关节融合或全髋置换术。

股骨颈骨折的治疗

（1）非手术疗法。无明显移位的骨折，外展型或嵌入型等稳定骨折，年龄过大，全身情况差，或合并严重心、肺、肾、肝等功能障碍者，选择非手术疗法。

采用穿防脱位鞋，下肢皮肤牵引，卧床 6 ~ 8 周，同时进行股四头肌等长收缩训练和踝、足趾的屈伸活动，避免静脉回流障碍或静脉血栓形成。卧床期间应避免卧床并发症如肺部感染、泌尿道感染和褥疮等的发生。一般 8 周后在床上逐渐坐起，但不能盘腿而坐，3 个月后，扶双拐下地，不负重，6 个月后，逐渐弃拐行走。

（2）手术治疗。手术指征：内收型骨折和有移位的骨折；65 岁以上老年人的股骨头下骨折；青少年的股骨颈骨折应尽量达到解剖复位；股骨颈陈旧骨折不愈合；影响功能的畸形愈合；股骨头缺血坏死或合并髋关节骨关节炎。

（3）手术方法。闭合复位内固定；切开复位内固定；人工关节置换术。

股骨转子间骨折的诊治

（1）病因与分类

Ⅰ型：单纯转子间骨折，骨折线由外上斜向下内，无移位。

Ⅱ型：在Ⅰ型的基础上发生移位，合并小转子撕脱骨折，但股骨矩完整。

Ⅲ型：合并小转子骨折，骨折累及股骨矩，有移位，常伴有转子间后部骨折。

Ⅳ型：伴有大、小转子粉碎骨折，可出现股骨颈和大转子冠状面的爆裂骨折。

Ⅴ型：为反转子间骨折，骨折线由内上斜向下外，可伴有小转子骨折，股骨矩破坏。

（2）临床表现与诊断

中、老年人有摔倒受伤史，患髋疼痛，下肢活动受限，不能站立和行走。检查患肢出现外旋90°畸形，可出现局部压痛和纵向叩击痛。患肢短缩。X线片可明确骨折的类型和移位情况。

（3）治疗

主张早期手术，内固定方法很多，可采用鹅头钉、髁钢板等。

股骨干骨折的诊治

（1）病因与分类

①上1/3骨折由于髂腰肌、臀中肌、臀小肌和外旋肌的牵拉，近折端向前、外、外旋方向移位；远折端则由于内收肌的牵拉而向内、后方向移位；由于股四头肌、阔筋膜张肌由于内收肌的作用而向近端移位。

②中 1/3 骨折由于内收肌群的牵拉，使骨折向外成角。

③下 1/3 骨折远折端由于腓肠肌的牵拉以及肢体的重力作用而向后方移位，可能损伤腘动静脉和腓总神经等；又由于股前、外、内肌肉的牵拉合力，使近折端向前上移位，形成短缩畸形。

（2）临床表现与诊断

受伤后出现大腿肿胀，皮下瘀斑。局部出现成角、短缩、旋转等畸形。检查局部压痛，假关节活动，骨摩擦音，即可做出临床诊断。X线片可明确骨折的准确部位、类型和移位情况。由于出血量大，可能出现出血性休克。

（3）治疗

①非手术疗法手法复位后，成人可采用 Braun 架固定持续牵引或 Thomas 架平衡持续牵引。3 岁以下儿童则采用垂直悬吊皮肤牵引。

②手术指征。非手术疗法失败；同一肢体或其他部位有多处骨折；合并神经血管损伤；老年人骨折，不宜长期卧床；陈旧骨折不愈合或有功能障碍的畸形愈合；无污染或污染很轻的开放性骨折。

③手术方法。切开复位加压钢板内固定或切开复位带锁髓内针固定或采用传统的髓内针，如 V 型针、梅花针固定。

髌骨脱位与骨折的诊治

（1）髌骨脱位分为外伤性和习惯性脱位两种。外伤性脱位可分为上脱位和向外脱位，而习惯性脱位往往是先天性异常或外伤性脱位未及时处理造成的。

正常人体的股四头肌力学轴线起自髂前上棘，止于髌骨上缘的中点，它与髌韧带的轴线组成的角，这个角度是外翻，正常人为 14°，如超过 20° 时伸肌的牵引力量偏向外侧，将髌骨向外侧牵引，容易产生脱位。髌骨向外侧脱位 X 线片难以发现，宜于屈曲 20° ~ 30° 位置下摄髌骨轴位片，可以发现有无髌骨半脱位。

（2）髌骨骨折的诊断与治疗。

①临床表现及诊断。多发生于青壮年。受伤后，膝关节前方肿胀、瘀斑、膝关节不能活动。

检查可发现髌骨前方压痛，受伤早期可扪及骨折分离出现的凹陷，积压髌骨时疼痛加重。由于关节内积血，可出现浮髌试验阳性。

X 线片可明确骨折的部位、类型及移位程度，是选择治疗方法的重要依据。

②治疗。无移位的髌骨骨折采用非手术方法治疗，早期冷敷，加压包扎，减少局部出血。保持膝关节伸直位，用石膏托或下肢支

架固定 4 ~ 6 周，即可开始股四头肌等长收缩。6 周后开始膝关节主动屈伸活动训练。

有移位的横行骨折，如果移位在 0.5cm 以内，可采用非手术方法治疗，超过 0.5cm 应行手术治疗，采用切开复位张力带钢丝内固定，或钢丝捆扎固定。

髌骨的粉碎骨折，应行手术恢复关节面的平滑性，复位后，用钢丝环绕捆扎固定。严重粉碎骨折，无法恢复关节面的完整性，可摘除髌骨。

膝关节韧带损伤的诊治

分为扭伤（部分纤维断裂），部分韧带断裂，完全断裂和联合性损伤。例如，前交叉韧带断裂可以同时合并内侧副韧带与内侧半月板损伤，称为"三联伤"。韧带断裂的部分又可分为韧带体部断裂、韧带与骨骼连接处断裂、韧带附着处的撕脱骨折。

（1）临床表现。外伤病史，青少年多见，男性多于女性，运动员最为多见。受伤时，有时可听到韧带断裂的响声，很快便因剧烈疼痛而不能再继续运动和工作。

膝关节处出现肿胀、压痛与积血，膝部肌痉挛，患者不敢活动膝部，膝关节处于强迫体位，或伸直或屈曲。膝关节侧副韧带的断裂处有明显的压痛点，有时还会摸到蜷缩的韧带断端。

检查常用的三个试验为侧方应力试验、抽屉试验和轴移试验。

（2）影像学与关节镜检查。普通 X 线片只能显示撕脱的骨折块，为显示有无内、外侧副韧带损伤可摄应力位平片，一般认为两侧间隙相差在 4mm 以下为轻度扭伤，4 ~ 12mm 为部分断裂，12mm 以上为完全性断裂，可能还合并有前交叉韧带损伤。MRI 和关节镜检查对诊断交叉韧带损伤十分重要。

（3）治疗膝关节副韧带和交叉韧带的断裂均应及时手术修复。

膝关节半月板损伤的诊治

产生半月板损伤必须具有四个因素：膝半屈、内收或外展、重力挤压和旋转力量。

半月板破裂的类型：纵裂，也称"桶柄样撕裂"；中 1/3 撕裂，又名体部撕裂；前角撕裂；前 1/3 撕裂；后 1/3 撕裂；分层裂，又名水平裂。

（1）临床表现。

①只有部分急性损伤病例有外伤病史，慢性损伤病例无明确外

伤病史。

②多见于运动员与体力劳动者，男性多于女性。

③受伤后膝关节剧痛，伸不直，并迅速出现肿胀，有时有关节内积血。

④急性期过后转入慢性阶段，可能出现关节交锁。

⑤慢性阶段的体征有关节间隙压痛，弹跳，膝关节屈曲挛缩与股内侧肌的萎缩。

⑥几种特殊试验：过伸试验；过屈试验；半月板旋转试验（McMurray-Fouche 试验）；研磨试验（Apley 试验）；蹲走试验。

（2）影像学与关节镜检查。X 线片不能显示半月板形态，主要用来除外膝关节其他病变与损伤。MRl 分辨率高，可以清晰地显示半月板有无变性、破裂，还可察觉有无关节积液与韧带的损伤。但其准确性不及关节镜检查。关节镜同时具有诊断和治疗功能。

（3）治疗。急性半月板损伤时可用长腿石膏托固定 4 周。急性期过后疼痛减轻，开始作股四头肌功能锻炼，以免发生肌萎缩。如果确有半月板损伤，目前主张在关节镜下进行手术，边缘分离的半月板可以缝合，容易交锁的破裂的半月板瓣片可以局部切除，有条件的亦可以予以修复。破碎不堪的半月板可在关节镜下完全摘除。

胫骨平台骨折的诊治

（1）分类

①单纯胫骨外侧髁劈裂骨折。

②外髁劈裂合并平台塌陷骨折。

③单纯平台中央塌陷骨折。

④内侧平台骨折，可表现为单纯胫骨内髁劈裂骨折或内侧平台塌陷骨折。

⑤胫骨内、外髁骨折。

⑥胫骨平台骨折同时有胫骨干骺端或胫骨干骨折。

（2）治疗目的

恢复关节面的平整和韧带的完整性，保持膝关节活动。

①单纯劈裂骨折若无明显移位，采用下肢石膏托固定 4 ~ 6 周。移位明显者，应切开复位，松质骨螺丝钉内固定或支撑钢板固定，以保持关节面平滑和恢复侧副韧带张力。

②伴有平台塌陷的劈裂骨折，应切开复位，撬起塌陷的骨块，恢复关节面的平滑，植骨骺，松质骨螺丝钉内固定。

③平台中央的塌陷骨折，由于不是重要负重区，在 1cm 以内的塌陷，只需用下肢石膏固定 4 ~ 6 周，即可开始功能锻炼。若骨折

块塌陷超过lcm或有膝关节不稳定，应行切开复位，植骨内固定，石膏固定4～6周。

④无移位的平台内侧骨折只需石膏固定4～6周即可进行功能训练。第5、6型骨折应切开复位内固定。

胫腓骨干骨折的诊治

（1）临床表现。以胫腓骨干双骨折为最多见，单纯胫骨或腓骨骨折少见。

（2）治疗目的。矫正成角、旋转畸形，恢复胫骨上、下关节面的平行关系，恢复肢体长度。当手法复位失败，可以采用手法复位外固定；严重粉碎性骨折或双段骨折；污染不重，受伤时间较短的开放性骨折，可选择钢板螺钉或髓内针固定。软组织损伤严重或污染较重的骨折，可行外固定器固定。

踝部骨折的诊治

（1）解剖。由内踝、外踝和胫骨下端关节面构成踝穴，包容距骨体。距骨体前方较宽，后方略窄，使踝关节背屈时，距骨体与踝穴适应性好，踝关节较稳定；在跖屈时，距骨体与踝穴的间隙增大，因而活动度增大，使踝关节相对不稳定，这是踝关节在跖屈位时容易发生骨折的解剖因素。

（2）临床表现与诊断。踝关节受伤后，局部肿胀明显，瘀斑，出现内翻或外翻畸形，活动障碍，局部压痛，X线片明确诊断。

（3）治疗。在充分认识损伤特点的基础上，以恢复踝关节的结构及稳定性为原则，灵活选择治疗方案。无移位的和无胫腓下关节分离的单纯内踝或外踝骨折，在内翻或外翻位用石膏固定6～8周。有移位的内踝或外踝骨折或三踝骨折，伴或不伴胫腓下关节分离，均应行切开复位内固定。

脊柱骨折的诊治

脊柱骨折十分常见，约占全身骨折的5%～6%，胸腰段脊柱骨折多见。脊柱骨折可以并发脊髓或马尾损伤，特别是颈椎骨折—脱位常合并有脊髓损伤，能严重致残甚至危及生命。

（1）病因与分类

暴力是引起胸腰椎骨折的主要原因。

①胸腰椎骨折的分类。

单纯性楔形压缩性骨折：是脊柱前柱损伤的结果，这类骨折不损伤中柱，脊柱仍保持其稳定性。

稳定性爆破型骨折：是脊柱前柱和中柱损伤的结果，脊柱的后柱不受影响，因而仍保留了脊柱的稳定性，但破碎的椎体与椎间盘可以突出于椎管前方，损伤脊髓而产生症状。

不稳定性爆破型骨折：是前、中、后柱同时损伤的结果。由于脊柱不稳定，会出现创伤后脊柱后突和进行性神经症状。

Chance 骨折：为椎体水平撕裂损伤。这种骨折也是不稳定骨折，临床上比较少见。

屈曲—牵拉型损伤：屈曲轴在前纵韧带后方。前柱部分因压缩力量而损伤，而中、后柱则因牵拉的张力力量而损伤；中柱部分损伤造成后纵韧带断裂；后柱部分损伤表现为脊椎关节囊破裂、关节突脱位、半脱位或骨折。这类损伤往往是潜在的不稳定型骨折。

脊柱骨折—脱位：又称移动性损伤。椎管的对线对位已经完全被破坏，在损伤平面，脊椎沿横面产生移位。通常三柱均毁于剪力。损伤平面通常通过椎间盘，因此脱位程度重于骨折。当关节突完全脱位时，下关节突移至下一节脊椎骨的上关节突前方，互相阻挡，称为关节突交锁。这类损伤极为严重，脊髓损伤难免，预后差。

②颈椎骨折的分类。

屈曲型损伤：是前柱压缩、后柱牵张的结果。临床上常见有：前方半脱位（过屈型损伤），是脊椎后柱韧带破裂的结果，有完全性和不完全性两种；双侧椎间关节脱位，因过度屈曲使中后柱韧带破裂所致；单纯性楔形（压缩性）骨折，较为多见，常见于骨质疏松者。

垂直压缩所致的损伤。

第一颈椎双侧性前、后弓骨折：又称 Jefferson 骨折。X 线上很难发现骨折线，CT 检查可清晰显示骨折部位、骨折块数量及移位情况，MRI 检查能显示脊髓受损情况。治疗以非手术治疗为主。

爆破型骨折：为下颈椎椎体粉碎性骨折，多见于 C5，C6 椎体，破碎的骨折片不同程度的凸向椎管内，因此瘫痪的发生率很高。

过伸损伤。

过伸性脱位：常见于高速驾驶汽车，因急刹车或撞车时，由于惯性作用使头部过度仰伸继而过度屈曲，使颈椎发生严重损伤。前纵韧带破裂，椎间盘水平状破裂，上一椎体前下缘撕脱骨折和后纵韧带断裂。这种病的特征性体征是额面部有外伤痕迹。

损伤性枢椎椎弓骨折：此型损伤的暴力来自于额部，使颈椎过度仰伸，在枢椎后半部形成强大的剪切力量，使枢椎的椎弓发生垂直状骨折。以往多见于被缢死者，故又称缢死者骨折。

机制不甚了解的骨折。齿状突骨折可分为 3 种类型。第 1 型，齿状突尖端撕脱骨折；第 2 型，齿状突基部、枢椎体上方横行骨折；第 3 型，枢椎体上部骨折，累及枢椎的上关节突，一侧或双侧性。第 1 型较为稳定，并发症少，预后较佳；第 2 型多见，该处血供不佳，常发生骨不愈合，故需手术治疗；第 3 型骨折稳定性好，血供亦良好，预后较好。

③根据骨折的稳定性，可分为稳定型和不稳定型。单纯压缩骨折，椎体压缩不超过原高度 1/3 者和腰 4 ~ 5 以上的单纯附件骨折，不易移位，为稳定型骨折。椎体压缩 1/3 以上的单纯压缩骨折、粉碎压缩型骨折、骨折脱位、第 1 颈椎前脱位或半脱位，以及腰 4 ~ 5 的椎板、关节突骨折，复位后容易再移位，为不稳定型骨折。

（2）临床表现

①有严重外伤史，如从高空落下，重物打击头部、颈、肩或背部，跳水受伤，塌方事故时被泥土、矿石掩埋等。

②胸腰椎损伤后，患者有局部疼痛，腰背部肌痉挛，不能起立，翻身困难，感觉腰部无力。由于腹膜后血肿对自主神经的刺激，肠蠕动减慢，常出现腹胀、腹痛、大便秘结等症状。

颈椎损伤时，有头、颈痛，不能活动，明显压痛，伤员常用两

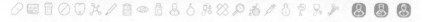

手扶住头部。检查脊柱时可发现位于中线的局部肿胀和明显的局部压痛；颈椎损伤时肿胀和后突畸形并不明显，但有明显压痛；胸、腰段损伤时常有后突畸形。

③X线表现 X线摄片检查对于明确诊断，确定损伤部位、类型和移位情况，以及指导治疗，有重要意义。

以胸腰段椎骨骨折为例，X线的表现是：在侧位片上，椎体前上部有楔形改变，或整个变扁。椎体前方边缘骨的连续性中断，或有碎骨片，粉碎压缩骨折时，椎体后部可向后方突出成弧形。合并脱位时，椎体间有前后脱位，关节突的关系有改变，或有关节突骨折。在正位片上，可见椎体变扁，或一侧呈楔形，其两侧的骨连续性中断，或有侧方移位。也可有椎板、关节突、横突骨折等。

（3）急救处理

①用木板或门板搬运。

②先使伤员两下肢伸直，两上肢也伸直放于身边。木板放在伤员一侧，2~3人扶伤一员躯干，使成一体滚动，移至木板上。注意不要使躯干扭转。或三人用手同时将伤员平直托至木板上。禁用搂抱或一人抬头、一人抬足的方法，因这些方法将增加脊柱的弯曲，加重椎骨和脊柱的损伤。

③对颈椎损伤的伤员，要有专人托扶头部，沿纵轴向上略加牵引，

使头、颈随躯干一同滚动。或由伤员自己双手托住头部，缓慢搬移，严禁随便强行搬动头部。睡到木板上后，用沙袋或折好的衣物放在颈的两侧加以固定。

（4）脊柱骨折的治疗

①胸腰椎骨折的治疗。

单纯性压缩骨折的治疗：椎体压缩不超过 1/5 者，或老年体弱不能耐受复位及固定者可仰卧于硬板床上，骨折部位垫厚枕，使脊柱过伸，嘱 3 日后开始腰背部肌锻炼。2 个月后骨折基本愈合，第 3 个月内可以下地稍许活动，仍以卧床休息为主。3 个月后逐渐增加下地活动时间。

椎体压缩高度超过 1/5 的青少年或中年伤者，可用两桌法过仰复位。复位后在此位置应用过伸位石膏背心固定。石膏固定期间，鼓励患者下地活动，坚持每天做腰背肌功能锻炼。固定时间约 3 个月。也可采用双踝悬吊法复位。

爆破型骨折的治疗：对没有神经症状的爆破型骨折，经 CT 证实没有骨块挤入椎管内者，可以采用双踝悬吊法复位。对有神经症状和有骨块挤入椎管内者，不宜复位。此类骨折宜经侧前方途径，去除椎管内的骨折片以及椎间盘组织，然后行椎体间植骨融合术，必要时还可以置人前路内固定物。后柱有损伤者必要时还需作后路内固定术。

Chance 骨折：屈曲—牵拉型损伤及脊柱移动性骨折—脱位者，都需要做前后路复位及内固定器安装术。

②颈椎骨折的治疗。对颈椎半脱位的病例，在急诊时往往难以区别出是完全性撕裂或不完全性撕裂，为防治迟发的并发症，对这类隐匿型颈椎损伤应予以石膏颈围固定 3 个月。对出现后期颈椎不稳定与畸形的病例可采用经前路或经后路的脊柱融合术。

对稳定型的颈椎骨折，轻度压缩者可采用颌枕带卧位牵引复位，牵引重量 3kg。复位后应用头颈胸石膏固定 3 个月。压缩明显的和有双侧椎间关节脱位的可以采用持续颅骨牵引复位再辅以头颈胸石膏固定。牵引重量 3 ~ 5kg，必要时可增加至 6 ~ 10kg。摄 X 线证实复位后，可于牵引 2 ~ 3 周后应用头颈胸石膏固定，固定时间约 3 个月。有四肢瘫痪及牵引失败者须行手术复位，必要时可以切去关节突以获得良好的复位，同时还须安装内固定物。

单侧小关节脱位者可以没有神经症状，特别是椎管偏大者，可以先应用持续骨牵引复位，牵引重量逐渐增加，从 1.5kg 开始，最多不能超过 10kg，牵引时间约 8 小时。在牵引过程中不宜手法复位，以免加重神经症状。复位困难者以手术为宜，必要时可以切除上关节突，并加作颈椎融合术。

对爆破型骨折有神经症状者，原则上应该早期手术治疗，通常采用前路手术，切除骨片、减压、植骨融合及内固定手术。

对过伸性损伤，大都采用非手术治疗。特别是损伤性枢椎椎弓骨折伴发神经症状者很少，没有移位者可以采用保守治疗，牵引2～3周后上头颈胸上固定3个月；有移位者应作颈前椎体间植骨融合术。而对有脊髓中央管周围损伤者一般采用非手术治疗。

有椎管狭窄或脊髓受压者一般在伤后2～3周时作椎管减压术。

对第1型、第3型和没有移位的第2型齿状突骨折，一般采用非手术治疗，可先用颌枕带或颅骨牵引2周后上头颈胸石膏3个月。第2型齿状突骨折如移位超过4mm者，愈合率极低，一般主张手术治疗，可经前路用1～2枚螺钉内固定，或经后路行Ct也植骨及钢丝捆扎术。

骨盆骨折的诊治

（1）解剖

骨盆系一完整的闭合骨环，由两侧髋骨及骶尾骨构成，在前正中线有耻骨联合相接，在后面借助骶骨关节面与左右两侧髂骨关节面形成骶髂关节。躯干的重量经骨盆传递至下肢，它还起支持脊柱的作用。在直立位时，重力线经骶髂关节、髂骨体至两侧髋关节，为骶股弓；坐位时，重力线经骶髂关节、髂骨体、坐骨支至两侧坐骨结节，为骶坐弓。另有两个副弓，一个副弓经耻骨上支与耻骨联合至双侧髋关节，以连接股弓和另一个副弓；另一个副弓经坐骨升支与耻骨联合至双侧坐骨结节连接骶坐弓。骨盆骨折时，往往先折断副弓；主弓折断时，往往副弓已先期折断。骨盆边缘有许多肌肉和韧带附着，特别是韧带结构对维护骨盆起着重要作用，在骨盆底部，更有坚强的骶结节韧带和骶棘韧带。骨盆保护着盆腔内脏器，骨盆骨折后对盆腔内脏器也会产生重度损伤。

（2）分类

①按骨折位置与数量分类。

骨盆边缘撕脱骨折：为肌肉猛烈收缩所致，骨盆环不受影响。最常见的有：髂前上棘撕脱骨折；髂前下棘撕脱骨折；坐骨结节撕脱骨折；髂骨翼骨折。

骶尾骨折：骶骨骨折往往是复合性骨盆骨折的一部分。可分为3区：Ⅰ区，在骶骨翼部；Ⅱ区，在骶孔处；Ⅲ区为正中骶管区。Ⅱ区与Ⅲ区损伤分别会引起骶神经与马尾神经终端的损伤。另外，还有尾骨骨折。

骨盆环单处骨折：骨盆环单处骨折不至于会引起骨盆环的变形。

属于该类的骨折有：髂骨骨折；闭孔环处有 1 ~ 3 处出现骨折；轻度耻骨联合分离；轻度骶髂关节分离。

骨盆环双处骨折伴骨盆变形：属于该类骨折的有双侧耻骨上、下支骨折；一侧耻骨上、下支骨折合并耻骨联合分离；耻骨上、下支骨折合并骶髂关节脱位；耻骨上、下支骨折合并髂骨骨折；髂骨骨折合并骶髂关节脱位；耻骨联合分离合并骶髂关节脱位。

②按暴力的方向分类。

暴力来自侧方的骨折（LC 骨折）：侧方的挤压力量可以使骨盆的前后部结构及骨盆底部韧带发生一系列损伤，可分为：LC—Ⅰ型，耻骨支横形骨折，同侧骶骨翼部骨折；LC—Ⅱ型，耻骨支横形骨折，同侧骶骨翼部压缩性骨折及髂骨骨折；LC—Ⅲ型骨折，耻骨支横形骨折，同侧骶骨翼部压缩性骨折；髂骨骨折，对侧耻骨骨折，骶结节和骶棘韧带断裂及对侧骶髂关节轻度分离。

暴力来自前方的骨折（APC 骨折）可分为 3 型：APC—Ⅰ型，耻骨联合分离；APC—Ⅱ型，耻骨联合分离，骶结节和骶棘韧带断裂，骶髂关节间隙增宽，前方韧带已断，后方韧带仍保持完整，提示骶髂关节有轻度分离，这种情况只能在 CT 检查时发现；APC—Ⅲ型，耻骨联合分离，骶结节和骶棘韧带断裂，骶髂关节前、后方韧带均断裂，骶髂关节分离，但半个骨盆很少向上回缩。

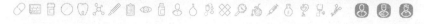

暴力来自垂直方向的剪力（VS 骨折）：前方发生耻骨联合分离或耻骨支垂直形骨折，骶结节和骶棘韧带都断裂，后方的骶髂关节完全性脱位，一般还带有骶骨或髂骨的骨折块，半个骨盆可以向前上方或后上方移位。

暴力来自混合方向的骨折（CM 骨折）：通常是混合性骨折。

（3）临床表现

除骨盆边缘撕脱骨折和骶尾骨折外，都有强大的暴力外伤史。是一种严重的多发伤，低血压和休克常见，如为开放性损伤，病情更为严重。可发现以下体征。

①骨盆分离试验和挤压试验阳性。

②肢体长度不对称。

③会阴部的瘀斑是耻骨和坐骨骨折的特有体征。

④X 线检查可显示骨折类型及骨折块移位情况，但骶髂关节情况以 CT 检查更为清晰。

（4）常见的并发症

①腹膜后血肿。骨盆各骨主要为松质骨，盆壁肌肉多，邻近又有许多动脉和静脉丛，血液供应丰富，因此，骨折后可引起广泛出血。巨大血肿可沿腹膜后疏松结缔组织间隙蔓延到肾区、膈下或肠系膜。患者常有休克，并可有腹痛、腹胀及腹肌紧张等腹膜刺激表现。

为了与腹腔内出血鉴别，可进行腹腔诊断性穿刺，但穿刺不宜过深，以免进入腹膜后血肿内，误认为是腹腔内出血。如为髂内动、静脉破裂，患者可迅速致死，需紧急手术止血。

②尿道或膀胱损伤。对骨盆骨折的患者应经常考虑下尿路损伤的可能性，尿道损伤远较膀胱损伤多见。当有双侧耻骨支骨折以及耻骨联合分离时，尿道损伤发生率较高。

③直肠损伤。除非骨盆骨折伴有会阴部开放性损伤时，直肠损伤并不是常见的并发症。直肠破裂如发生在腹膜返折以上，可引起弥漫性腹膜炎；如在返折以下，则可发生直肠周围感染，常为厌氧菌感染。

④神经损伤。多在骶骨骨折时发生，组成腰骶神经干的骶1及骶2最易受伤，可出现臀肌、腘绳肌和小腿腓肠肌肌群的肌力减弱，小腿后方及足外侧部感觉丧失。在骶1神经损伤严重时可出现踝反射消失，很少发生括约肌功能障碍。

（5）骨盆骨折诊断步骤

①监测血压。

②建立输血补液途径。

③视病情及早完成X线和CT检查，并检查有无其他合并损伤。

④检查是否有尿道损伤。

⑤诊断性腹腔穿刺。

（6）骨盆骨折的治疗

①治疗原则。积极的全身治疗；有休克者应积极抢救；各种危及生命的并发症应着重处理。

②治疗方法。

骨盆边缘性骨折：无移位者不必特殊处理。髂前上、下棘撕脱骨折可于髋、膝屈曲位卧床休息3～4周；坐骨结节撕脱骨折，则在卧床休息时采用大腿伸直、外旋位。只有极少数骨折片移位明显者才需手术处理。髂骨翼部骨折只需卧床休息3～4周即可下床活动，但也有主张对移位者采用长螺钉或钢板螺钉固定。

骶尾骨骨折：都采用非手术方法，以卧床休息为主，骶部垫气圈或软垫。3～4周后疼痛逐渐消失。

骨盆环单处骨折：由于这类骨折通常没有明显移位，只需卧床休息。症状缓解后即可下床活动。

单纯性耻骨联合分离且较轻者，可用骨盆兜悬吊固定。此法不宜用于来自侧方挤压力量所致的耻骨支横形骨折。骨盆兜悬吊治疗耻骨联合分离时间长，愈合差，目前大都主张手术治疗，在耻骨上缘用钢板螺钉作内固定。

骨盆环双处骨折伴骨盆环断裂：大都主张手术复位及内固定，

再加上外固定支架。

颌骨骨折的诊治

对颌骨骨折患者首先要检查其是否合并颅脑及重要脏器或肢体的严重损伤，如全身情况不佳，应首先抢救患者的生命，待生命体征平稳后，再处理颌骨骨折。

在处理颌骨骨折时，首先要对骨折创口进行清创处理，当颌骨骨折伴有软组织损伤时，清创后应先缝合口内创口，再作骨折复位和固定，最后缝合外部创口。如有软组织缺损，不能严密缝合时，应采用皮片或皮瓣消灭创面。尽早地复位固定骨折段，可以避免其发生错位愈合。在进行骨折段复位固定时，应以恢复患者原有的咬合关系为治愈标准。如伤后时间过长，骨折端可发生纤维错位愈合而难以复位，需借助弹性牵引的力量使之逐渐复位；如骨折端已发生骨性错位愈合，则只有通过手术来复位。复位后必须先用适当的方法进行可靠的固定，以免颌骨骨折再重新移位。下颌骨骨折一般应固定4周左右，关节部骨折可固定2～3周，上颌骨骨折可固定3周左右。在颌骨骨折治疗过程中常利用牙进行骨折段的固定，所以，对尚存的牙齿，应尽量保存，骨折线上的牙除为病牙或松动、裸露过多的牙，应予以拔除外，一般也应尽量保留，儿童患者的恒牙胚已暴露并有感染可能者，也应去除。

在进行骨折处理的同时，全身应使用抗生素以防治感染。骨折早期可内服、外敷中草药以消肿、止痛、活血化瘀，促进血肿消散，促进骨折愈合。常用的活血化瘀方剂有和营止痛汤或桃仁承气汤、复元活血汤等。常用中成药有三七片、跌打丸等。

鼻骨骨折的诊治

鼻骨骨折的止血、止痛、清创缝合及预防感染与一般外伤相同。

尽早进行骨折复位。因鼻部血运丰富，骨片较薄，骨折后如不早期复位，易发生错位愈合，因而遗留鼻部畸形或影响呼吸功能。复位后鼻腔内需加凡士林纱条填塞，以起到支撑和止血作用。

外伤后由于鼻黏膜肿胀影响呼吸者，可用1%麻黄素呋喃西林液点鼻，以利通气引流及防止感染。

尽早手术清除鼻中隔血肿和脓肿，以免软骨坏死。可作L形切口，彻底引流，术后鼻腔填塞以防复发，控制感染。

中医学对于鼻骨骨折早有论述。临床可分为瘀血肿痛和气血虚亏两类分型论治。治以活血化瘀为主，依据其证候表现灵活加减变化，方宗通窍活血汤（《医林改错》）。药物如下：赤芍 15g，桃仁 10g，红花 12g，川芎 10g，枳壳 15g，当归 15g，泽兰 12g，丹参 20g，防风 12g，白芷 10g，甘草 6g。水煎服，每日 1 剂。

第 5 章

康复调养
三分治疗七分养，自我保健恢复早

中老年骨折患者值得注意的问题

（1）保持良好的心理状态。中老年人骨折以后良好的心理状态是很重要的。保持乐观的心态，主动配合治疗，不仅有利于骨折愈合，防止并发症，还能缓解患者家属的精神负担。

（2）注意饮食、卫生饮食要丰富、多样。良好的营养是骨折愈合的基本条件之一。除蛋、肉类高蛋白饮食外，还要注意多吃水果、蔬菜及适量粗粮，这样，不仅能补充丰富的维生素，还能提供丰富的纤维素，促进肠蠕动，防止便秘。糖尿病患者要严格定量饮食，防止血糖增高。

（3）适当使用止痛及活血化瘀药物。对中老年适当止痛是必要的。可用索米痛片等止痛药。活血化瘀中草药制剂早期使用有消肿止痛作用，可使用云南白药、三七伤药片等。但老年人脏器代谢功能低下，过多使用药物，会增加肝、肾负荷。因此，药物尽量少用，不可长期使用。

（4）了解骨折愈合机制。骨折愈合依赖于骨折面端固有的愈合能力，丰富的血液供应和稳定的固定实现的。有的患者寄希望于"接骨药"促进骨折愈合，其实是不现实的。

（5）坚持功能锻炼。功能锻炼能够防止肌肉粘连，促进静脉回流。

能够有效地防止关节僵硬，下肢静脉血栓形成。肌肉反复舒缩活动，能防止组织水肿，促进血液循环，不断在骨折端产生应有刺激，有利于骨折愈合。功能锻炼要循序渐进，还要在医生指导下进行。中老年人如何预防骨折骨折不仅给中老年人带来巨大痛苦，也给家庭和社会造成巨大的经济负担。因此，对中老年人来说，预防骨折这一问题显得越来越重要了。

中老年人骨折的基本因素有两个：骨质疏松，骨的强度降低；由于衰老，骨关节灵活性降低，加之不注意体育活动，骨关节调节能力下降，跌伤的机会增多。

因此，预防骨折，主要应从这几个方面入手。

第一，向中老年人宣传预防骨折的意义，充分认识预防骨折的重要性，在日常生活中经常注意防止骨折的发生。

第二，生活规律，注意休息好，保持精力充沛。这样，在日常活动中保持大脑对周围环境良好反应性，能减少跌伤的机会。

第三，保持良好的生活习惯。不吸烟、不饮酒，饮食中注意补充钙剂，减少骨吸收，有助于减少骨折的机会。

第四，坚持体育锻炼，增强体质，保持良好的大脑调节能力和关节的灵活性，能够减少跌伤的机会，有助于预防骨折的发生。

第五，注意特殊环境条件下的活动。中老年人骨折在一些特殊环境条件下多见。如冬季下雪、结冰，上、下楼梯，洗手间、澡堂等。在这些环境条件下容易跌摔，造成骨折。遇到这些情况时应特别注意。骨折虽然是一种意外事件，有不可预知性。但只要在日常生活中充分注意这一问题，就能大大减少骨折的机会。

中老年人外伤后怀疑有骨折时，要保持镇静，不应过分紧张，以免诱发心血管系统疾病。妥善保护受伤肢体，以减轻疼痛，防止增加骨折移位或损伤周围血管神经。如怀疑上肢骨折，应将上肢贴于胸部。前臂受伤可用书本等托起悬吊于颈部，起临时保护作用。怀疑有下肢骨折时不要试行站立，以免加重损伤。可在他人的帮助下将受伤肢体与健侧肢体并拢，用宽带绑扎在一起。怀疑有胸腰椎压缩性骨折时要保持平卧位，不能活动。对怀疑有骨折的患者要尽快送往医院。怀疑有脊柱骨折或下肢骨折时应将患者放于担架上，平卧搬运。对于脊柱受伤的病人搬动时要将病人水平托起来，不要让患者在弯腰姿势下搬动，以免损伤脊髓。受伤后如身边无人帮助或无运输工具，可拨电话120，急救中心会迅速为您提供帮助。

骨折后石膏固定时值得注意的问题

骨折后出现局部的肿胀和皮下淤血属于正常现象，但要注意的是肿胀程度如果加重不缓解应及时就诊。另外石膏固定后要注意露出的肢体末端（脚趾、手指）的颜色如果发黑，疼痛加重，麻木，及时就诊。

还有就是石膏固定的腿要抬高一下，通俗讲就是不管坐着的时候还是躺着的时候，脚都要比屁股高，所以要避免耷拉着腿。另外可以口服一些对骨折治疗的一些药物，主要是中成药或汤药，中医治疗的作用还是不容忽视的。

上肢石膏固定后的位置视骨折部位不同，固定上肢的方式也会不同，但是初期的肌肉收缩的锻炼是必不可少的，中后期则需要在医生的指导下进行。

骨折后患者长期卧床时值得注意的问题

（1）骨突处垫软垫。骨折后需长期卧床治疗者，在尾骶部、外踝、足跟等骨突处垫软垫或抹滑石粉，并经常按摩，定期翻身（翻身时双肩和髋部保持平行），以防止压疮的发生。

（2）鼓励咳痰。鼓励患者练习咳痰，对卧床者定时翻身拍背使痰液及时排出，预防呼吸道感染。

（3）多饮水。鼓励患者多饮水多排尿，以冲洗尿道，并时常清洗阴部，以保证尿道口清洁，防止泌尿系感染。

（4）注意功能锻炼。鼓励患者多做患肢股四头肌收缩练习及活动足趾和踝关节，以利消肿和防止失用性肌肉萎缩、关节僵硬及下肢深静脉血栓的发生。

（5）居室安静。需长时间卧床休养的患者，要保持卧室安静、整洁、空气流通、阳光充足、温湿度适宜，同时室内陈设力求简单，地面不宜有水迹，以免下床时滑倒。

烟酒对骨折患者的影响

让我们先谈谈吸烟对骨折愈合的影响。国内外目前还没有针对人的实验报道，但在一些动物实验上我们可以得到一些初步的结论。我们都知道，烟草里有一种叫尼古丁的化学物质，实验表明它可以导致骨折的延迟愈合。一方面，尼古丁可导致呼吸道的炎症，妨碍机体与环境的气体交换，使血液中的氧饱和度下降，另一方面尼古丁还会使微小血管痉挛，阻止微小血管与组织细胞间的氧气交换。在缺氧情况下组织不能产生足够的 I 型胶原，而这种胶原物质正是新骨生成不可缺少的主要成分之一。另外，烟草引起的生理改变也表现在骨髓中。吸烟使红细胞携氧量大为减少，因此骨髓不得不生产更多的红细胞来维持体内氧的含量。许多种血液异常都与吸烟有关，吸烟者体内高水平的一氧化碳与红细胞中的血红蛋白结合，使红细胞携氧能力降低，进入组织的氧也减少，同样影响骨折愈合。从理论上讲，吸烟者的静脉血中的红细胞比容升高，纤维蛋白水平升高，血黏度升高，红细胞凝集反应更加明显，因此吸烟者骨折区域的血流速度缓慢，严重影响骨折的愈合过程。所以，在骨折的愈合阶段，有烟瘾的朋友要格外注意一下。

不少人认为骨折后饮酒可以活血，对骨折愈合有好处，其实不尽然。现有的医学知识告诉我们，骨折愈合时必须有各种生化因子的参与，其中包括细胞因子、蛋白酶和血管形成因子。血管的形成与血运决定着骨折的愈合情况。一旦喝酒过度，体内的乙醇就会过量，导致脂肪代谢紊乱，其毒性作用使自由基生成增多，导致自由基主要清除剂之一的超氧化酶（SOD）的活性下降，而自由基具有强烈引发脂质过氧化作用，导致血管内皮细胞损伤，小动脉发生纤维变性和粥样硬化，致骨折处供血不足，同时周围循环中脂肪物质增多聚集成脂肪球，使血流缓慢，容易栓塞小动脉，由于增殖肥大的脂肪细胞压迫血窦，使骨小梁内压升高，微循环瘀滞，使得骨折处骨的形成遇到障碍，影响骨折愈合。至于一些在中医上有活血化瘀作用的药酒，应当尽量在医生指导下使用。

骨折虽然不是什么大病,但如果一直长不好,就会带来很多麻烦,给患者造成不必要的痛苦和负担。所以除了要接受正规的治疗外,自己的不良生活习惯也要及时改正,争取能够早日康复。

骨折后定期复查的重要性

受到外伤后,如果考虑有骨折的可能,无论首次就诊时能否明确,定期复查都非常重要。

(1)有些骨折早期表现(包括自己的感觉、X线表现)可能不明显。骨折数日以后,随着骨折端的吸收,骨折线才逐渐清晰。

(2)骨折经过石膏、夹板等固定,几天后,随着骨折部位肿胀的逐渐消退,外固定相对来说变得松弛,骨折可能就会发生移位。及时复查就能及时发现和处理。

(3)骨折以及各种治疗都有其固有的各种可能发生的并发症,定期复查有助于及时发现和处理。

(4)任何检查手段都要经过机器操作、图像获得、人员判读等众多环节,完全避免误差是不可能的,也就是存在一定的假阳性率和假阴性率。一次检查就下有无骨折的结论有时不够客观和准确。

类似的因忽视了定期复查的重要性而造成不良后果的情况并非

罕见。

曾有被汽车碰伤的患者第一次就诊时并不能肯定有无骨折，医生建议 3 日后复查。患者没有在意，也没有按时复查，还自认为没有骨折，当时就与肇事方了结。后来疼痛加重后才来复查，X 线片显示骨折，需要石膏固定和一段时间内不能工作，此时已经无法找到肇事方，患者后悔不已。

还有的骨折患者，第一次手法复位和石膏固定后骨折对位非常理想，医生也建议 3 日和 10 日后复查。但是患者自己觉得石膏固定得挺好，也没有什么异常的感觉，为免麻烦就一直不复查，1 个多月后才发现骨折已经移位，而且错过了时机再也无法手法复位，只好接受手术治疗了。教训不谓不重。

其中最常见的是老年人好发的前臂桡骨远端骨折（如 Colles 骨折），往往第一次手法复位能达到较好的效果，但如果不在 1 周或者 10 天左右复查和更换石膏固定，有相当一部分会发生再移位的。如果及时复查，在 2 周左右内及时再复位还有进行有效保守治疗的可能。这种情况如果发生在儿童，后果可能更糟，因为小儿骨折一般二周左右就会有较多的骨痂连接，再手法复位比较困难，而一旦畸形愈合，对进一步发育就有不良影响。

了解了以上知识，就不难理解：为什么受伤就诊后医生会建议患者定期来复查，大多情况下还需要再拍 X 线片。

了解了以上知识，就更应该重视：不能因为行动上的不方便或者自己感觉良好等原因就放弃了医生建议的定期检查。

骨折的内固定一般何时取出

固定又可分为外因定和内固定两种。外固定指的是使用石膏、牵引、夹板等用具在体外达到固定目的的方法。内固定指的是通过外科手术在骨折复位后用金属或生物材料维持骨折断端对位和稳定的技术。如果您实施的是内固定治疗，不见得一定要将内固定取出，因为随着内固定器材的改进，即使体内有这些内固定器材，一般来说患者也很难感受到它们的存在，它们既不会引起疼痛，也不会有特别的不适，有的人可以终身带着它们。然而根据情况有的患者还是需要取出内固定器材的，这也就是说您出院后经过一段时间的恢复，还需要再次回到医院接受手术，因此您一定很关心什么时候才能将这些内固定物取出吧。

通常来说这取决于骨折是否已经完全愈合。如果骨折已经完全愈合，不再需要内固定的支撑作用了，同时骨折邻近关节的活动已获得最大限度的恢复，不至于因为取出内固定物的手术而影响功能练习。这时就可取出内固定了。而达到这个条件四肢骨折多需半年以上的时间。因此，骨折内固定物取出的时间一般在手术后半年至一年。但这也不是绝对的，在某些儿童骨折如肱骨髁上骨折，愈合较快，一般术后2~3个月就可以取出内固定，在某些特殊情况下，如骨折处发生感染，即时骨折处未愈合也需取出内固定，因为创口一旦感染，内固定物就成为异物，会导致创口不愈合。

骨折愈合后必须取出钢板吗

钢板的作用是连接骨折断端、稳定骨折断端、允许肢体在非负重条件下运动，也就是说早期肢体运动时力的传导是靠钢板传递的；内固定物是刚体，再硬的刚体也有疲劳断裂的时候，就像小时候，家里没有钳子，想把钢丝折断的方法就是反复的折弯钢丝。

既然钢板会断裂为什么还用钢板固定呢？

原因是骨折经过固定以后会逐渐愈合、产生骨痂，肢体力的传导逐渐由早期的经内固定物传导、逐渐过渡到内固定物和骨痂共同传导、最后只通过骨骼传导，这时钢板就没有力传导的作用了。所以留在体内已经没有任何作用。

既然内植物没有作用，为什么不取出来呢？

这些内植物在置入体内以前均经过生物相容性的检测，也就是说，可以留在体内终生不取；如果取出内固定物，就需要手术，其实取出的过程和置入的过程一样，也是一次创伤。这样看来就没有必要经历这次损伤。

为什么有些人一定要取出来呢？

钢板有些固定的位置位于皮下，刺激皮肤引起疼痛；接近神经干，刺激神经；有些人还有金属过敏。所以并不是所有人都有不舒适的感觉，而且有些不舒适与内植物无关，是和创伤有关，也就是说即使取出内植物，这种不舒适还是存在的。

骨折术后关节功能康复的最佳时期是什么

很多骨折患者由于术后得不到及时和正确的康复指导和治疗，往往遗留骨折部位临近关节的功能障碍，导致关节粘连或僵硬，带来终身的不便和痛苦。

由于很多医院的体制问题，骨科术后的患者在住院期间通常接受不到早期的康复治疗，出院时也得不到详尽的康复指导。患者通常在术后 4 ～ 6 周回骨科门诊复诊。为什么要 4 ～ 6 周，是因为经过这么长的时间四肢骨折基本都有一个初步的愈合。这个阶段恰恰

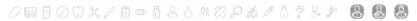

是骨折康复的"蜜月期"，之所以称之为蜜月期，因为这个阶段患者应该密切配合康复治疗，也就是跟康复度蜜月。很遗憾，这个最佳时间患者基本在家度过了。由于缺乏专业的指导，患者又不是专业人士，加之中国传统文化的影响"伤筋动骨一百天"，因此多数患者采取静养、基本不动的做法。保守起见，让骨头长长牢吧。

这样经过 4 ~ 6 周，当复诊的时候肢体关节会出现不同程度的活动度丢失、关节粘连。而此时大多数医院的骨科医生都会让患者自行回家多活动活动多练习练习，至于详尽的和专业的康复指导则无从谈及。这是因为骨科医生擅长的是手术而不是康复。患者这次复诊完会被要求 1 ~ 2 个月后再来骨科复诊。

通常术后 6 周至 3 个月是骨折术后康复的"黄金期"，一方面骨折有了初步的愈合，另一方面此时的康复疗效很显著。再次令人遗憾的是，大多数患者因为得不到骨科医生的推荐，自己又缺乏这方面的常识，依然得不到康复科的专业治疗。不可否认还是有一定数量的患者经过自身的锻炼可以基本恢复关节和肢体的功能，但同样不可回避的事实，我们在门诊看到不少因为关节周围或者关节内骨折、复杂骨折的患者由于错过了康复的黄金期，最终留下了不可逆的后遗症。

术后 3 个月到术后半年，我们称之为骨折康复的"晚期"，晚期不代表无计可施，此期康复治疗依然有效，只是疗效大打折扣，要花费更多的时间和精力去跟关节粘连、僵硬做斗争，治疗的手段也要比之前的"蜜月期""黄金期"复杂很多，需要依靠更多的专业人士的手法治疗 – 关节松动术、SPS支具的牵伸等方法来做最后的努力。经过3个月这样密集高强度的康复治疗，还是有机会最大可能的挽救已经丧失的关节功能。事实上能在术后3月及时来康复科接受专业治疗的患者已经算幸运的了。

等到术后半年，患者才来寻求康复治疗的话，通常我们会建议患者直接去骨科接受微创或开放式的松解手术，术后再接受康复治疗，因为此时的关节挛缩已经定型，保守治疗几乎收效甚微，再去花费更多的时间和精力不值得，还是直接手术松解来的直接有效，当然术后更需要及时跟上康复，否则可能出现术后功能比术前的功能还差的悲剧。

骨折术后何时来康复科就诊？一般建议术后2 ~ 4周常规来康复科就诊。一旦出现功能受限，应及时来康复科接受专业的康复治疗。最好不要错过了术后3月的"黄金期"，至少在术后6个月前来康复科治疗吧，否则医生们也回天乏力了。

牵引成骨术后护理要点

牵引成骨技术是指通过对骨切开后仍保留骨膜及软组织附着及血供的骨段，施加特定的牵引力，促使牵引间隙内新骨生成，以延长或扩宽骨骼畸形和缺损的外科技术。

（1）呼吸道管理

①床旁备气管切开包及吸痰装置。

②专人看护，每15～30分钟观察患者呼吸情况，对术后用镇痛、镇静药的患者要尤为关注。

③痰多不易咳出时要及时采取扣背、雾化吸入等措施。

④对于严重OSAS患者，术后应保留气管插管1～2天，拔管后应使用CPAP。

（2）疼痛的护理

①护士要通过观察患者的面部表情评估其疼痛程度，向患者讲明疼痛的原因并给予安慰和鼓励。

②在病情允许的情况下还可对患者实施心理治疗，如让患者进行节律性呼吸或看电视、听轻音乐等，以缓解精神紧张和疼痛的感觉。

③必要时遵医嘱给予止痛药物。

（3）伤口护理

每日用生理盐水擦拭伤口，并保持局部清洁、干燥，同时注意观察伤口，如有发红、肿胀、异常分泌物等感染征兆要及时通知医生。

（4）开口训练的指导

①被动开口练习。术后第 4 天以拇指和食指分别抵与上下前牙辅助开口，其幅度以患者可以承受为宜。每天练习 3 ~ 6 次，每次 10 分钟，并根据患者的开口情况制备不同尺寸的楔形橡皮塞置于磨牙区，左右交替，以辅助维持训练效果。

②主动开口训练。术后 5 ~ 6 天开始主动开口训练，每天 5 次，每次 3 ~ 5 分钟。

③应用开口器的训练。术后 2 周左右使用螺旋式开口器进行被动开口训练。在患者可以承受的范围内尽量达到最大开口度，每天训练 5 次，每次 3 ~ 5 分钟。取下开口器后患者进行闭口咬合练习以恢复咀嚼肌运动功能。

第 6 章

预防保健
运动饮食习惯好，远离疾病活到老

老年人为什么怕摔跤

摔跤对一般人来说算不了什么，但老年人却经不起摔跤，即使是慢慢地滑倒、轻微的外伤，也会造成骨折。老年人容易骨折的内在原因是衰老，骨生理发生变化，骨密质逐渐变薄，骨松质的骨小梁逐渐变细变小，也就是常说的老年骨质疏松病。骨质疏松使骨头的结构变得脆弱，承受外力的能力差，因此即使很小的外力也可以引起骨折。外在原因是老年人运动的灵活性降低，四肢力弱，行走不稳，视力不行，对外界的反应迟钝，遇到紧急情况，无法保持身体平衡。这些内在和外在的不利因素，造成了老年人容易骨折的现象。但这不是必然的，只要平时多加注意，采取适当的措施，还是可以预防骨折的发生。因此，老年人应注意如下几点。

（1）坚持适当的身体锻炼，使血液中的钙更多地在骨骼内存留。多到户外晒太阳，使自身合成的维生素 D 增加，促使肠道对钙的吸收和利用，改善骨质疏松的状况，使骨骼健壮。在活动中一定要注意安全，眼睛看准，脚步站稳，谨防地面障碍物。

（2）多吃含蛋白质、钙、磷和维生素 D 比较丰富的食品，如低脂牛奶、瘦肉、虾皮、鱼、蔬菜等。必要时可服用钙片和含维生素 D 多的鱼肝油。

（3）平时不论在家或者出门都要处处小心，动作要慢，见车要躲，安全第一。

（4）体力明显下降的老人，可以使用手杖。手杖可以帮助身体的平衡。使用手杖的方法也要符合力学要求，手杖要拿在健康的一侧。

（5）患有严重心、脑血管病的老人，出门要有人陪伴、搀扶，以防晕厥跌倒。

老年人为什么易患骨质疏松

骨质疏松是老年人最常见的代谢性骨病，65岁以上人群的发病率为15%～50%，绝经后妇女每3人中即有1例，在80岁以前，女性的发病率约为男性的4倍。

老年人为什么易患骨质疏松呢？其病因有如下几点。

（1）年龄。40～50岁以后，随年龄增长，骨实体逐渐减少，骨质消失率，在男子每年为0.5%，女子每年为1%。

（2）饮食钙不足。导致净钙吸收呈负平衡，为了维持血钙恒定，就必须从骨骼中动员钙进入血液，钙摄入不足对绝经后骨质疏松的发生已得到临床证实。

（3）甲状旁腺激素分泌增多。随年龄增长而增加，女性尤为显著，此激素水平增高使骨质吸收活动增强，骨质消失增快。

（4）维生素 D 随年龄增长而逐渐减低。维生素 D 可促进肠黏膜上皮细胞合成钙结合蛋白，使肠黏膜对钙的主动吸收增加。维生素 D 不足，影响钙的吸收。

（5）雌激素缺乏。妇女在绝经后的负钙平衡是绝经前的 2 倍或更多，因此，雌激素对骨质吸收可能有一种张力性抑制作用，雌激素缺乏则导致骨质吸收增加。许多研究证明，绝经后妇女用雌激素治疗可减少骨质消失，停药则复如故。

（6）活动减少。老人长期卧床不动，室外活动减少，骨内的钙、磷大量流入血中，经肾排出体外，钙、磷大量丢失使老年人的全身或不活动部分出现严重的骨质疏松。

老年人常于椎体或长骨骨折时发现此病。最常见的症状是腰痛，疼痛沿脊柱向外扩散，夜间和清晨醒来时明显，日间减轻。弯腰，肌肉运动，咳嗽，打喷嚏和大便用力时疼痛加重。

诊断方法：当 X 片阳性或骨活检证实，再加上无吸收功能障碍，患者能活动，血清中的钙、磷正常，碱性磷酸酶正常时，可确诊为原发性骨质疏松，即老年骨质疏松。但如果碱性磷酸酶升高，低血磷，血中甲状腺素增多，血清蛋白电泳异常，高尿钙，或皮质素水平升高时则可排除此症。

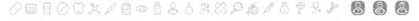

治疗措施有如下几点。

（1）如果骨质疏松是由于继发性原因所致，治疗原发性疾病可使病变进展得到控制。骨质疏松的病因目前并不十分明确，缺乏有效的针对病因的治疗手段。因此，采用多种药物联合的治疗方案，以期既能阻止骨质丢失，又能增加新骨合成，从而达到逆转骨质疏松过程的目的。

（2）纠正不适当的饮食习惯，如增加蛋白质与维生素，最主要的是补充钙质，一般每日需要元素钙1000mg。如碳酸钙3g含元素钙1200mg，相当于乳酸钙9.3g，葡萄糖酸钙13.3g。

（3）维生素D和钙剂联合应用能抑制甲状旁腺激素分泌，使骨吸收率降低。如维生素D用较大剂量，则应每月复查血清钙一次，以免发生高血钙。降钙素、氟化钠也可用于骨质疏松的治疗，但副作用较多，应在医生指导下使用。

（4）多开展室外活动，如慢跑、打太极拳、跳健身舞、练剑、打门球等，以防止因静止不动而出现的钙质丢失。

（5）雌激素能抑制破骨细胞活动，抑制骨质吸收，使负钙平衡转为正钙平衡，一般用己烯雌酚。

骨折患者恢复期的饮食调养

俗话说：伤筋动骨一百天。说的是骨折之后恢复的时间是比较长的，因此患者在饮食上需特别注意调养。

（1）骨折后 1 ~ 2 周（早期）

此时骨折部位淤血肿胀，经络不通，气血阻滞，此期需注意活血化瘀，行气消散。患者骨折部位疼痛，食欲及胃肠功能均有所降低，因此饮食应以清淡开胃、易消化、易吸收的食物为主，如蔬菜、蛋类、豆制品、水果、鱼汤、瘦肉等，制作以清蒸炖熬为主，避免煎炸炒烩的酸辣、燥热、油腻之食品。骨折早期因忧思少动，气机郁滞，无力推运，常有大便秘结，卧床病人更多见，宜多食含纤维素多的蔬菜，吃些香蕉、蜂蜜等促进排便。至于黄豆骨头汤，属于肥腻滋补的范畴，所含脂肪较多，不易消化吸收，有诱发大便干燥之嫌，此阶段最好不要食用。

饮食调理：三七 10g，当归 10g，肉鸽 1 只，共炖熟烂，汤肉并进，每日 1 次，连续 7 ~ 10 天。

（2）骨折后 2 ~ 4 周（中期）

此时患者从生理上及精神上对骨折后的境况有所适应，骨折所引起的疼痛也已缓解，淤血肿胀大部分消失，食欲及胃肠功能均有所恢复。饮食上应由清淡转为适当的高营养，以满足骨痂生长的需要，可在初期的食谱上加以骨头汤、田七煲鸡、鱼类、蛋类以及动物肝脏之类，以补给更多的维生素 A、维生素 D、钙及蛋白质。适当多吃一些青椒、西红柿、苋菜、青菜、包菜、萝卜等维生素 C 含量丰富的蔬菜，以促进骨痂生长和伤口愈合。

饮食调理：当归 10g，骨碎补 15g，续断 10g，新鲜猪排或牛排骨 250g，炖煮 1 小时以上，汤肉共进，连用两周。

（3）骨折后 5 周以上（后期）。

此时骨折部位瘀肿基本吸收，已经开始有骨痂生长，并从骨痂向骨组织转化。患者胃口大开，饮食上并无禁忌，可食用任何高营养食物及富含钙、磷、铁等矿物质的食物。中医学对此颇有研究，认为此期食谱可配以老母鸡汤、猪骨汤、羊骨汤、鹿筋汤、炖水鱼等，能饮酒者可适当饮用杜仲骨碎补酒、鸡血藤酒、虎骨木瓜酒等。

饮食调理：枸杞子 10g，骨碎补 15g，续断 10g，苡米 50g。将骨碎补与续断先煎去渣，再入余 2 味煮粥进食。每日 1 次，7 天为 1 疗程。每 1 疗程间隔 3～5 天，可用 3～4 个疗程。

骨折患者不需特殊"忌口"，对饮食没有什么特殊的限制。但有一点要特别提出的，就是不要吸烟，吸烟可损害皮肤伤口的愈合能力。

骨折患者的饮食宜忌

几乎所有的骨折患者都会反复问到一个问题，哪些可以吃，哪些不能吃，需不需要忌口？我的回答很简单，"不抽烟、不喝酒、不吃辣椒"，其他的不作特殊要求。如果要叙述得再详细一点，可以补充几点。

（1）上述三点是饮食中的禁忌，尤其是抽烟。有明确的研究资料和临床教训告诉我们，抽烟严重影响骨折和伤口的愈合。至于喝酒，我认为如果平常好喝两口，骨折后少量喝一点也无妨。曾经有一个老太太髋部骨折，几十年喝酒的习惯，术后食欲一直不好，因为不让喝酒。因为老太太平常也喝黄酒，然后我就跟她讲，我说我退一步，只要你喝点酒能多吃饭，我就让你每餐喝点，但是只能是黄酒。结果老太太很乐意，也开始索食了。

（2）应该吃什么呢？这就是我给别人限制比较少的原因，吃了烟酒辛辣，别的想吃什么就吃什么。因为骨折患者加之卧床，食欲本来就不好，你还跟他讲这不能吃，那个吃了不好，他就什么都顾忌了，那才是被动的营养不良呢。我认为，只要你有胃口，骨折之前能吃的，你现在都可以吃。中医讲"得胃气则生"。为什么要讲骨折只能吃的呢，因为至少能知道你不会吃这类食物过敏。

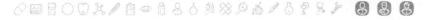

（3）合并内科疾病时需要注意一些，比方糖尿病就得注意低糖，注意监测血糖情况。这个得特殊交代。

（4）是否需要喝骨头汤、是否需要补钙？我只能说没有证据支持这两者对骨折愈合有帮助，甚至是报道说他们不利的一方面。事实上，骨折的患者，骨折断端会释放钙离子，血清钙会增加，导致肾脏负担增大，所以理论上是不需要补钙的。至于病理性骨折或骨折后期，可以适当地补充钙剂。对于骨头汤，我的观点是只要你胃口好，适量吃一点也不反对，但是不要大量。我想到了另外一个病例，行膝关节置换的一个老太太，术后胃口开始恢复，平常也喜欢吃肉，家里人连续几天炖萝卜排骨汤，一餐喝了几大碗，后来晚上出现心衰了。内科医生分析是平素心功能差，我们补液又较多诱发的。但是我想这个跟饮食有没有关系呢，因为中医讲萝卜是下气的，另外排骨汤又是大量的脂肪摄入，同样会加重基础代谢的负担。所谓我认为饮食还是要符合"均衡、适量"的原则。

（5）多饮水，练习床上排便。骨折的患者有时候不可避免地要卧床，很多老年人因为害怕疼痛，不想麻烦家里人，所以选择少吃少喝水能减少大小便。我是坚决反对这一点的。摄入减少肯定不行，喝水少了也会导致大便干燥、排便困难，小便减少也会增加老年人卧床期间泌尿系感染的概率。所以我们鼓励帮助患者练习床上排便的基础上，鼓励患者多饮水。

（6）关于"发物"。发物是指富于营养或有刺激性特别容易诱发某些疾病或加重已发疾病的食物。有人多人过分的强调了发物的危害，加重患者心理负担。其实，发物大部分首先是食物，对于大部分人是没有什么禁忌的，骨折属于这"大部分人"。

很多患者并不知道骨折饮食该注意哪些，一味强调忌口往往导致营养失衡，相反不利于骨折愈合。所以，以上这些并不一定完全准确，可以参考，临床还是根据具体情况做出相应调整。总结一下，按照"均衡、适量"的原则，做到"不抽烟、不喝酒、不吃辛辣"，其他的想吃什么都可以吃。这一点，符合大多数骨折患者。

骨折后食补六忌

骨折后患者往往急于进补，但有几条饮食原则是需注意的：

一忌盲目补充钙质。钙是构成骨骼的重要原料，有人以为骨折以后多补充钙质能加速断骨的愈合。但科学研究发现，增加钙的摄入量并不能加速断骨的愈合，而对于长期卧床的骨折患者，还有引起血钙增高的潜在危险，而同时伴有血磷降低。

由于长期卧床，一方面抑制对钙的吸收利用，一方面肾小管对钙的重吸收增加的结果。所以，对于骨折患者来说，身体中并不缺乏钙质，只要根据病情和按医生嘱咐，加强功能锻炼和尽早活动，就能促进骨对钙的吸收利用，加速骨折的愈合。尤其对于骨折后卧床期间的患者，盲目地补充钙质，并无益处，还可能有害。

二忌多吃肉喝骨头汤。有些人认为，骨折后多吃肉骨头，多喝骨头汤，可使骨折早期愈合。其实不然，现代医学经过多次实践证明，骨折患者多吃肉骨头，非但不能早期愈合，反而会使骨折愈合时间推迟。究其原因，是因为受损伤后骨的再生，主要是依靠骨膜、骨髓的作用，而骨膜、骨髓只有在增加骨胶原的条件下，才能更好地发挥作用，而肉骨头的成分主要是磷和钙。若骨折后大量摄入，就会促使骨质内无机质成分增高，导致骨质内有机质的比例失调，所以，就会对骨折的早期愈合产生阻碍作用。

三忌偏食。骨折患者常伴有局部水肿、充血、出血、肌肉组织损伤等情况，机体本身对这些有抵抗修复能力，而机体修复组织，长骨生肌，骨痂形成，化瘀消肿的原料就是靠各种营养素，由此可知保证骨折顺利愈合的关键就是营养。在饮食上要做到营养丰富，色、香、味俱佳，能刺激食欲。适当多吃一些西红柿、苋菜、青菜、包菜、萝卜等维生素C含量丰富的蔬菜，以促进骨痂生长和伤口愈合。

四忌不易消化食物。骨折患者因固定而活动限制，加上伤痛，精神忧虑，因此食欲往往不振，时有便秘，卧床患者更多见。所以，食物既要营养丰富，又要容易消化及通便，宜多食含纤维素多的蔬菜，吃些香蕉、蜂蜜等促进胃肠消化排便的食物。

五忌少饮水。卧床骨折患者，尤其是脊柱、骨盆及下肢骨折患者，行动十分不便，因此就尽量少饮水，以减少小便次数，这样做是不适宜的。卧床患者活动少，肠蠕动减弱，再加上饮水减少，就很容易引起大便秘结，小便潴留，也容易诱发尿路结石和泌尿系感染。所以，卧床骨折患者适当饮水。

六忌长期服中药如三七片等。骨折初期，局部发生内出血，积血淤滞，出现肿胀、疼痛，此时服用三七片能收缩局部血管，缩短凝血时间，增加凝血酶，非常恰当。但骨折整复一周以后，出血已停，被损组织开始修复，而修复必须有大量的血液供应，若继续服用三七片，局部的血管处于收缩状态，血液运行就不畅，对骨折愈合不利。

为什么骨折后不宜多服钙片

虽然骨骼的主要无机盐成分是钙盐，但是大量服用钙片，以促进骨折的早期愈合的说法是缺乏科学根据的。

因为，机体在新陈代谢过程中，需要的钙盐是有一定限度的，一般正常饮食所摄入的钙盐就能满足生理上的需要。大量服用钙片时，除少部分经肠道吸收外，多余的部分则随粪便排出体外。

再者，骨折的发生多由创伤或其他病理因不所致，并非由机体缺钙而引起的。恰恰相反，在骨折发生后，骨折的断端还会释放出大量的钙质。同时，由于卧者长时间卧床及伤脚受到一定范围的固定，又很容易造成全身或局部骨骼夫用性脱钙。这两种脱失的钙盐可形成游离钙被吸收入血，使血钙的含量增高，血钙是由肾脏进入代谢的，此时摄入大量的钙剂，势必会增加肾脏的代谢负担。况且，患者长期卧床，肾脏往往处于低温状态，尿液排出不畅，使过多的钙盐结晶沉积，就可能发生尿路结石，这种不良后果在生活中并非少见。

此外，大量的服用钙剂还能引起胃酸减少，食欲不振，消化不良及呕吐腹泻等胃肠道症状，这些不良反应很容易赞成患者的营养障碍，反会影响骨折的愈合。因此，骨折后过多服用钙片是无益的。

骨折后何时开始运动

在骨折患者的恢复期，如果骨折或脱位已得到妥善处理，病情已稳定，就应该进行康复锻炼。

就目前国内医疗情况来看，有很多骨折和关节脱位患者常常是这样的一个治疗过程：患者做了手术或复位打上石膏后，就再也没有接受什么医疗和指导，直至固定给拆除。也就是说，他们从未接受过早期的康复治疗，即使在拆除石膏的恢复期，也没有得到系统的康复指导。

没有系统的康复，从某种角度上来说，意味着患者一部分功能的丧失。对于骨折或关节脱位者来说，固定是必须的，但固定也有它的弊端：会造成肌肉萎缩、关节粘连甚至挛缩、骨质疏松和软骨退化。患者固定而卧床不起，易引起压疮、肺炎、尿路感染和尿路结石、下肢静脉血栓形成等并发症。所以在患者的恢复期，如果骨折或脱位已得到妥善处理，病情已稳定，就应该进行康复锻炼。

康复锻炼的部位及基本方法主要如下。

伤肢未被固定的关节做全方位的主动运动。如老年人常见的腕部科氏骨折，石膏固定在前臂至掌指关节下，就可以主动做肩、肘和手指的活动。必要时旁人给予协助，争取达到正常活动范围。上肢要特别注意肩关节的外展外旋，及掌指关节的屈曲；下肢应特别注意踝背屈。中老年人容易发生关节挛缩，应特别留意。

患肢被固定部分的肌肉做静力性练习（或称等长收缩练习），俗称用"死力"，即在关节不动的情况下，让肌肉收缩用力。通常患者在数天后疼痛减轻时开始进行练习。心血管疾病患者进行此练习时，需注意不要屏气。

脱位或骨折累及的关节可在关节固定后的 2 ~ 3 周，每天取下固定物，在保护下作关节不负重的主动运动，运动后再予固定。这个方法可以促进关节软骨的修复，同时防止关节内粘连形成。有时，固定物是石膏托，可以自行拆装。但如果是石膏管形，就必须求助医生了。这种做法适用于没有坚强金属内固定的骨折。这个进程可以加快，至于快到什么程度，则要取决于骨关节专科医生的看法。

对于未受伤的肢体，患者应尽可能早起床，保持正常的活动。必须卧床的患者，特别是年老体弱者，应每日做卧床保健操，包括深呼吸、未受伤肢体的运动等，以防止全身并发症。卧床保健操应该使心率加快，大范围关节活动和抗阻练习时，运动心率应接近耐力练习水平。

去除外固定物进入恢复期后，则应在康复专业人员指导下进行全面的肌肉力量练习和关节活动范围练习。在关节活动范围和肌力稍有基础后，即应进行平衡、协调和实用功能练习，如：上肢进行提、持或摆弄各种由轻而重的物件，或做由简单到复杂的动作，如持碗、持杯、提水并倒水、开关水龙头、开锁、结绳、穿脱衣服鞋袜、梳洗、用匙或用筷进食、书写、缝纫、编织等，使用各种工具如锤子、旋凿、扳手、钳子等。下肢练习从坐卧位起立、站立、步行、下蹲起立、上下楼梯、跑步、骑自行车等。

需要提醒的是：康复锻炼必须得法和适度，否则，会适得其反。如患者有运动禁忌证，如何康复还需听从医生的安排。如有可能，还应记录每次锻炼完成的情况，及有无疲劳、疼痛肿胀等反应。适度疲劳无碍，明显的疼痛肿胀则是必须避免的。故如何康复锻炼，何时开始康复锻炼还需在医生指导下进行，切忌自行主张。

骨折术后如何进行功能锻炼

临床上经常有这样的情况，同样的骨折，同样的医生做手术，恢复的效果却千差万别。其中很重要的原因就是骨折术后的功能锻炼没有跟上。功能锻炼对于术后恢复起着重要作用。常可分为以下几阶段进行锻炼，对于孩子骨折宜在家长监督和指导下进行。

第一阶段：骨折炎症消退期功能锻炼。

患处局部肿胀、疼痛、大都术后辅以石膏或其他外固定，软组织正处于修复阶段，功能锻炼的目的是促进血液循环，使肿胀早日消退，防止肌肉萎缩和关节粘连。此期功能锻炼的主要形式是使患处肌肉做舒缩活动。上肢骨折患者可作握拳、提肩活动，握拳时使整个上肢肌肉用力，而后放松，活动肩关节时要用另一只手托住患肢的前臂作肩关节的环行活动。下肢骨折患者可做股四头肌收缩动作，使整个下肢肌肉用力后再放松，但不一定使膝关节屈曲。踝关节骨折患者可作一些足趾背屈动作。

第二阶段：骨痂形成期功能锻炼。

患肢肿胀消退，局部疼痛逐步消失，软组织损伤已渐修复，部分患者已拆除外固定，骨折断端部分纤维连接并在逐渐形成骨痂，骨折的部位日趋稳定。此期锻炼的形式除继续进行患肢肌肉的收缩活动外，可在医生的指导下，逐步进行骨折附近的关节功能锻炼；上肢骨折患者除做握拳、活动肩关节动作外，还可作一些主动性的关节伸屈活动，如活动腕关节、肘关节，整个上肢的伸屈、外展、内收，先由简单动；作开始，逐渐增加，动作须柔和缓慢，随着骨折的愈合，活动次数可适当增加。下肢骨折患者可进行抬腿和髋关节伸屈活动，并可上下肢结合，进行攀扶站立，逐步开始轻度负重活动。下肢股骨骨折患者，在第4周后，可用双手撑床，作抬臀，伸屈髋、膝关节等动作。到4～6周后，可遵医嘱起床扶拐活动，但不能负重。

第三阶段：骨痂成熟期功能锻炼。

这时患处软组织已恢复正常，肌肉有力，已有足够的骨痂，外

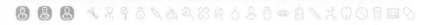

固定一般已拆除，一般接近临床愈合，除不利于骨折愈合的某一方面的关节活动仍需限制外，其他的活动都可以进行，活动的次数及范围可扩大。

第四阶段：临床愈合期功能锻炼。

此期患者的骨折已达临床愈合，功能锻炼的主要形式是加强患肢关节的主动运动，使各共节迅速恢复正常活动。上肢骨折患者可作一些力所能及的轻工作。下肢骨折患者可作上下坡、上下楼活动，在拐杖或手杖保护下，做一些负重的活动。